Vanina Andrea Angiono
María Cristina Fernández Reuter
Laura Beatriz Mercado

Comunicación Aumentativa
Trastornos de la Comunicación y el Lenguaje

"Una mirada para efectivizar la comunicación mejorar la calidad de vida"

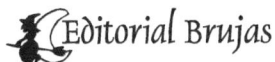

Título: *Comunicación Aumentativa y Trastornos de la Comunicación y el Lenguaje*
"Una mirada para efectivizar la comunicación y mejorar la calidad de vida"

Autoras: Vanina Andrea Angiono
María Cristina Fernández Reuter
Laura Beatriz Mercado

Fernández Reuter, María Cristina
   Comunicación aumentativa trastornos de la comunicación y el leguaje / María Cristina Fernández Reuter ; Vanina Andrea Angiono ; Laura Beatriz Mercado. - 1a ed . - Córdoba : Brujas, 2017.
   110 p. ; 23 x 15 cm.

1. Fonoaudiología. I. Angiono, Vanina Andrea II. Mercado, Laura Beatriz III. Título
   CDD 617.8

© De todas las ediciones, las autoras
© 2017 Editorial Brujas
1° Edición.
Impreso en Argentina

Queda hecho el depósito que marca la ley 11.723.
Ninguna parte de esta publicación, incluido el diseño de tapa, puede ser reproducida, almacenada o transmitida por ningún medio, ya sea electrónico, químico, mecánico, óptico, de grabación o por fotocopia sin autorización previa.

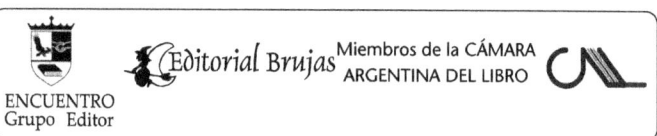

www.editorialbrujas.com.ar   publicaciones@editorialbrujas.com.ar
Tel/fax: (0351) 4606044 / 4691616- Pasaje España 1486 Córdoba–Argentina.

La comunicación es una habilidad que puedes aprender. Es como montar en bicicleta o escribir. Si usted está dispuesto a trabajar en ello, puede mejorar rápidamente la calidad de una parte o de toda su vida.

Brian Tracy

AGRADECIMIENTOS

- A **Nuestras Familias** por el apoyo y el entusiasmo manifestado en cada etapa de la construcción de este proyecto.
- A **Mgter. Ana María Maldonado** y **Mgter. Marta Cristina Aragón** por ser quienes nos guiaron en nuestra formación como Terapeutas de la Comunicación y el Lenguaje.
- A la **Lic. Valeria Vera** por su aporte realizado en relación al concepto de Comunicación.
- A los miembros de la **Fundación FETENI**, y en especial a su Director **Dr. Zenón Sfaello**, quienes con su rigor científico avalaron los cursos de formación en Comunicación Aumentativa donde comienza a gestarse este libro.
- A nuestros **pacientes** y sus **familias,** quienes con su confianza y compromiso nos acompañan en este desafío diario de "Ser Terapeutas".

ÍNDICE

Prólogo..7

Introducción 10

CAPÍTULO I
Comunicación..12
    I.I Hacia una definición de Comunicación: 15
    I.II Funciones de la Comunicacion ¿porque y para que
    nos comunicamos los seres humanos? 19
    I.III Elementos que integran el Circuito de la
    Comunicación...22
    I. IV Caracterización de los Circuitos de Comunicación..34
    I.V Clasificación de los Circuitos de Comunicación 35
    I.VI Escala de especificidad comunicativa.....................41

CAPÍTULO II
De la comunicación al lenguaje 51
    II. I La comunicación y el lenguaje en el desarrollo atípico....58

CAPITULO III
Sistemas de Comunicación Aumentativa (SCA) 65
    III. I Comparación de los SCA...69

III.II Clasificación general de los SCA 71
III. III PECS sistema de comunicación por intercambio
de imágenes. 72
    Enseñanza de PECS. 73
    Fases de PECS 75
III. IV Sistema BLISS 80
    Requisitos y habilidades necesarias para utilizar
    BLISS. 81
    Caracteristicas del BLISS. 82
    Aspectos graficos del sistema BLISS 82
    Tableros de comunicación 83
III. V Habla signada Benson Schaffer (Comunicación Total) 84
    Componentes de un signo 86
    Desvanecimiento de las ayudas 86
III. VI Lengua de signos 87
III. VII Símbolos pictográficos para la comunicación(SPC) 89
    Código de colores para designar campo semántico 90
    Sintaxis del sistema. 90
III. VIII Sca utilizado como recurso terapeutico 91

Capítulo IV
Calidad de vida y los Trastornos en la Comunicación y el
Lenguaje. 93

Bibliografía 99

PRÓLOGO

Es para mí motivo de satisfacción prologar este libro, producto del trabajo realizado por estas jóvenes profesionales.

Conozco a las autoras por haber compartido espacios académicos y de práctica profesional.

El presente libro representa un esfuerzo conjunto de las integrantes del grupo, en el cual se pone de manifiesto toda la investigación recopilada y analizada por cada miembro, así como su práctica profesional en relación a este tema tan específico. Y representa adentrarse en Sistemas y Metodologías desconocidas todavía para muchos colegas. Tanto desde la Teoría como desde la Práctica.

Después de una larga historia de rechazo y aislamiento, de discriminación y desesperanza, las personas con Discapacidad logran, hacia fines del siglo XX, generar cambios significativos en la sociedad, en cuyo seno comienzan a modificarse lentamente las representaciones e imaginarios que de ellos se tenía. Por supuesto, esto es fruto, inicialmente, del esfuerzo de organismos internacionales y de organizaciones mundiales, cuyo propósito ha sido luchar por la defensa de sus derechos y mejorar su calidad de vida.

Por todo ello se invita al lector a que se adentre en las páginas de este libro, con el propósito de hacer sus propias conclusiones y aprovechar lo mejor posible, hacerlo suyo a través del análisis teórico y de la propuesta en la práctica con cada uno de los pacientes que lo necesiten.

Este enfoque ha permitido visualizar que las personas con discapacidad presentan, generalmente, problemas en la comunicación y el control del ambiente, hecho que reduce, de manera notable, las oportunidades de una interacción adecuada, que afecta y disminuye sus opciones de aprendizaje.

La comunicación implica voluntad de interrelación con el otro y el manejo adecuado de códigos comunes, imprescindibles para la comprensión y la acción. Sin embargo, las personas con problemas motores y de expresión oral, por ejemplo, presentan, impedimentos para desarrollar habilidades comunicativas y lingüísticas, a menudo por influencia negativa del medio. Restringiendo en muchos casos la posibilidad en la exploración y la interacción con el entorno, la gente, la expresión de emociones, necesidades, pensamientos y el intercambio de información.

Es aquí donde, además, el avance de las Nuevas Tecnologías hace un aporte invaluable en cuanto proporciona sistemas de ayuda de alta y baja tecnología, dirigidos a cubrir las necesidades expresivas y a aumentar la interacción comunicativa, tanto de personas que muestran un nivel elevado de comprensión del lenguaje, pero que carecen de un medio adecuado de expresión, cómo de aquellas cuyos trastornos les han impedido adquirir el habla como vehículo de expresión y, al mismo tiempo, el lenguaje comprensivo, e incluso los requisitos cognitivos, sociales y lingüísticos, necesarios para la adquisición del lenguaje (Basil, C. 1988).

En estos casos, es imprescindible el uso de Técnicas Aumentativas de Comunicación, entendidas estas como sistemas que en un proceso comunicativo complementan o refuerzan el habla. Los individuos gravemente afectados, necesitan utilizar técnicas aumentativas más elaboradas que se ajusten a sus necesidades comunicativas.

El uso de sistemas de Comunicación Aumentativa y Alternativa, tiene como fondo recuperar la intencionalidad así como la interpretación y la transmisión de sentido que se constituyen en elementos esenciales del proceso comunicativo; por ello, debe crearse la necesidad comunicativa en los sujetos con limitaciones.

Sobre el proceso de comunicación, las autoras, destacan la interacción como el elemento central del fenómeno comunicativo, caracterizado por el intercambio de informaciones y relaciones con otros sujetos, y señalan el valor de la intencionalidad en este proceso.

La comunicación surge de lo más profundo de la naturaleza humana, en su dimensión personal y social; de hecho, es el resultado del ejercicio de la naturaleza social de la persona y, por ello, reposa en la facultad semiótica (o función simbólica) que tiene como fin permitirle representar y manejar la realidad en forma esencialmente compartida.

Desde nuestra experiencia, podemos inferir que la tecnología deja de ser una fría y abstracta disciplina para convertirse en plataforma, que permite, la investigación y resolución de problemas comunicativos de las personas con discapacidad. Significa que ésta, además de enriquecer los entornos del desarrollo humano, incide fundamentalmente en un mejoramiento de la capacidad lingüística y en la adquisición o aprendizaje de otros sistemas simbólicos, beneficiando el desarrollo de constructos mentales más elaborados.

Mgter. *Ana María Maldonado*
Fonoaudióloga
Mgter. En Neuropsicología.

INTRODUCCIÓN

Desde los primeros pasos en nuestra profesión nos ha interpelado el qué, cuanto, cuando y para qué hacer con nuestros pacientes. Las cada vez más variadas y organizadas propuestas técnicas que se encuentran a disposición, resuelven, siempre parcialmente cuando se trata de seres humanos, algunos de estos interrogantes. Pero sigue vigente y repetida, la pregunta ¿Cuál es el beneficio real y cotidiano de comunicarse eficientemente en una persona con capacidades diferentes? La respuesta parece obvia, pero no lo es tanto cuando, en función de esta respuesta, será lo que se motive al paciente, se exija, se insista y se valore como logro. Es parte del ARTE de ser terapeuta.

En estas páginas se resume largo tiempo de preguntas y re preguntas en este sentido. Cuestionamientos surgidos desde la práctica como fonoaudiólogas especialistas en el abordaje del lenguaje y la comunicación; que buscaron resolverse con apoyo teórico, en función de una realidad imponente: la del paciente y su familia. En síntesis, ofrece un análisis de la comunicación desde la perspectiva fonoaudiológica, que argumente decisiones y prácticas terapéuticas y que dé cuenta de los beneficios en lo cotidiano del paciente: en su calidad de vida.

Consta de cuatro capítulos. El primero se refiere a la definición y análisis de la comunicación en sus muy variadas posibilidades de manifestarse. El segundo sintetiza la relación "en cadena" que se observa cuando un sujeto conquista la comunicación eficiente y a posteriori organiza el lenguaje. El tercero hace una breve reseña de diversos sistemas de comunicación aumentativa para luego pensarlos como recursos eficientes en la terapéutica. El capítulo final hace un análisis del impacto de la efectivización de la comunicación en la calidad de vida de los sujetos.

CAPÍTULO I

COMUNICACIÓN

Para pensar en el abordaje terapéutico de los problemas del lenguaje y la comunicación es indispensable aclarar el concepto y alcance de comunicación.

En este material nos referimos a la comunicación humana, desde la particular perspectiva de la fonoaudiología como ciencia, es decir: considerando los procesos neuro-pisco-biológicos que permiten al sujeto humano establecer contacto con otros, incluyendo el uso de estructuras anátomo -funcionales puestas al servicio de la comunicación.

Desde el inicio acordamos que la comunicación no es un proceso simple, lineal, univoco, ni invariable. Por el contrario, lo consideramos un proceso multidimensional:

- Proceso semántico debido a que depende del uso de símbolos y reglas seleccionadas por una determinada comunidad lingüística.
- Proceso neurobiológico, debido a que los significados de los símbolos quedan registrados en la memoria de cada individuo. Por lo tanto el sistema nervioso desempeña un papel decisivo en el almacenamiento y recuperación

de los significados. MAS GENERAL: EL SUSTENTO DE LOS PROCESOS ES NEUROBIOLOGICO
- Proceso psicológico: por cuanto los significados son adquiridos por los individuos mediante el aprendizaje y desempeñan un papel central en la percepción del mundo y en la respuesta a él. Establecer comunicación implica además, responder a una intención de vincularse con el otro mediante un código.
- Proceso cultural en tanto el lenguaje es un conjunto de convenciones culturales. Por lo tanto, la comunicación humana tiene gran variabilidad, devenida de las diferentes maneras de comunicarse y entender la realidad en cada sociedad.
- Es un proceso social, por ser la comunicación el medio principal con el que los seres humanos son capaces de interactuar entre sí. Así, mediante un intercambio simbólico los seres humanos pueden desempeñar papeles, comprender normas de un grupo, aplicar sanciones sociales, valorar las acciones ajenas dentro de un sistema compartido, plantearse como una persona diferente a otras, con pensamientos, sentimientos y decisiones que lo caracterizan como un ser individual dentro de una sociedad. Indefectiblemente cada intercambio comunicativo responde a una función, un objetivo, un "para que" entablar contacto con los demás. Mercado-Vera. 2000.

I.I Hacia una definición de Comunicación:

Como terapeutas del lenguaje, que confrontamos diariamente con personas con problemas de comunicación, la descripción del circuito de comunicación típico y sus elementos no es lo suficientemente abarcativa como para incluir allí la gran variedad de manifestaciones comunicativas que, somos testigos, desarrollan las personas que no acceden al lenguaje oral.

Por lo tanto, necesitamos entender la comunicación como un proceso muy amplio, complejo y con diferentes modalidades. Tomamos entonces la definición de Watzlawick (1967) mencionada por Ricci Bitti y Zani (1990), que aunque puede pecar de vaga, nos permite incluir las conductas comunicativas de nuestros pacientes:

> "Comunicación es cualquier comportamiento que tiene lugar en presencia de otra persona. No es necesaria, por lo tanto, la intención de comunicar, *desde el punto de vista de la pragmática no existe en el interior del sistema de interacción la posibilidad de no comunicar:* todo el comportamiento y no solo el discurso es comunicación, *y toda la comunicación, comprendido los signos del contexto interpersonal, influyen en el comportamiento (Watzlawick y col, 1967,pag 16 de la trad. it.).* No importa, por tanto, que la comunicación sea voluntaria o no, que los participantes se percaten de ella o dejen de hacerlo, ellos se influyen recíprocamente enviando informaciones a través de su propio comportamiento…"

Y más adelante agrega:

> *"No interesa insistir en una separación entre comportamiento comunicativo y no comunicativo, sino mas bien hablar de* un continuo, de una escala de especificidad comunicativa, *en cuyos extremos se colocan por un lado los movimientos corpóreos y por otro el lenguaje (máximo de expresividad).*

Desde este punto de vista, para considerar "comunicación" ya no es necesario un mensaje trasmitido mediante el código verbal a un interlocutor (como en el circuito típico), sino que, para que exista comunicación es suficiente con que:

1. Un sujeto realice "alguna" conducta cualquiera.
2. Esta conducta puede ser de diferente naturaleza (motora, gestual, verbal, etc.), voluntaria o involuntaria, con intención de transmitir información o sin ella.
3. Que otro sujeto se erija como receptor e interpretante de la conducta primera.
4. Que exista la posibilidad de establecer un circuito de comunicación. (Nos referimos a la posibilidad de establecer un circuito de comunicación como condición para pensar en un circuito, desde el punto de vista que una conducta (emisor) puede no ser percibida por ningún receptor y por lo tanto no se establece un circuito dinámico. Solo ocurre aquí parte de él, que es la actuación de emisor al realizar la conducta elegida, pero no la segunda parte que implica la recepción, interpretación y respuesta del receptor).

Veamos esto más claro con un ejemplo:

Una persona que estornuda en el colectivo en presencia de tres pasajeros más (potenciales receptores del posible circuito). Se da inicio a un posible circuito de comunicación, iniciado por una conducta involuntaria, sin intención comunicativa.
Genera una respuesta en los pasajeros receptores:
Uno de ellos responde -"¡Salud!";
Otro "casualmente" se cambia a un asiento alejado de quien estornudó;
Y el tercero se acerca y extendiéndole la mano con un pañuelo le dice: -"¡Sírvase, por favor!".

Los tres pasajeros receptan la conducta-mensaje del emisor, la interpretan desde su particular punto de vista y responden a ella de modo diferente:
El primero entiende que se trata de un estornudo y responde a una regla social de "buena educación" (respuesta verbal automática);
El segundo entiende el estornudo como una posible fuente de contagio y por lo tanto se aleja (respuesta motora);
El tercero entiende el estornudo y responde con un gesto solidario, minimizando el riesgo de contagio, superando las reglas de "buena educación" y codificando un mensaje de respuesta verbal y motor.
En los tres casos hubo comunicación. Sin embargo la fluidez de los intercambios, la calidad y los códigos utilizados fueron muy diferentes.

Tenemos que una gran variedad de situaciones se transforman en circuitos de comunicación. A saber: el llanto acompañado de un movimiento corporal global y generalizado del bebe recién nacido, el berrinche de un niño mientras señala la sala de juegos que no quiere dejar, la mirada atenta de un adolescente en el tv mientras pasan su video musical preferido, una clase magistral, un "msm", una carta recibida por correo, una charla "cara a cara" de dos amigos café de por medio, etc.

Ahora bien, a las claras se evidencia que estos circuitos no son semejantes ni equivalentes entre sí:
- Algunos son muy difusos e inespecíficos en el mensaje codificado por el emisor (el bebe que llora para expresar hambre, frio o sueño);
- algunos son muy difusos en los receptores o destinatarios del mensaje (el adolescente que mira su video preferido con fascinación, quisiera transmitir esta admiración a su ídolo, pero en cambio, son sus familiares que

lo observan, los receptores de este mensaje);
- otros en el código reducido que utilizan (un "msm");
- otros que minimizan todas estas ambigüedades (amigos conversando cara a cara en un café) pero sus mensajes son complejos, multicodificados, en ocasiones redundantes y hacen más prolongada la transmisión de información.

Entonces: si vamos a considerar a la comunicación desde el punto de vista de Watzlawick *"...todo el comportamiento y no solo el discurso es comunicación... ...No es necesaria la intención de comunicar..."* debemos reconocer diferentes calidades en los circuitos que pueden establecerse *"...un continuo,* **una escala de especificidad comunicativa**...*"* le llamará Ricci Bitti y Zani, y esto estará determinado por el **código o signos** que se utilice y por la fluidez en los **intercambios** de roles emisor-receptor.

Retomaremos este concepto de escala continua de conductas de comunicación más adelante, cuando nos refiramos a los diferentes tipos de circuitos de comunicación.

I.II Funciones de la Comunicación ¿porque y para que nos comunicamos los seres humanos?

Como muchas de las funciones del ser humano aparecen para satisfacer una necesidad, la comunicación no es ajena a ello. Tiene un vasto desarrollo filogenético y ontogenético, lo que le permite llegar actualmente a niveles de alta complejidad. Ahora bien, podemos pensar que una función tan compleja y multifactorialmente determinada satisface necesidades, soluciona inconvenientes y es un instrumento maleable y generalizable con el que el hombre opera.

Todo circuito de comunicación responde, entonces, a una función, un para qué, un objetivo que implícito o explícito le da sentido y razón de ser a la interacción. Halliday describió funciones de la comunicación que nos ilustran al momento de reflexionar sobre qué nos moviliza para comunicarnos y qué buscamos al hacerlo.

Tomamos las funciones descriptas por Halliday (1975) que pueden ser divididas, según Rondal y Xerón, en dos: las agrupadas como "interpersonal-conativa", que tienen en común el contenido de contacto con otro sujeto; las agrupadas como "ideico-representativas", que hacen referencia a la comunicación como instrumento de representación de la realidad, mediada por un código.

Las funciones del primer grupo se desarrollan mas tempranamente, son primitivas por el periodo en que aparecen (desde el nacimiento hasta el 3º año de vida) y porque no necesitan un código complejo para ejecutarse. En el primer grupo encontramos:

- Funcion Instrumental: mediante la comunicación el sujeto canaliza el "yo quiero". Aparece cuando un sujeto no puede satisfacer por si mismo un deseo o necesidad, y debe recurrir para ello a la acción de otro sujeto. El objetivo es conseguir el objeto que desea y no el intercambio comunicativo o la modificación del comportamiento del otro. Por lo tanto es una función primitiva en aparición ontogenética. El niño puede expresar "yo quiero" sin necesidad de tener el objeto a la vista, ni de formular su pedido con una frase gramaticalmente bien formulada.
- Funcion Reguladora: mediante la comunicación el sujeto regula el comportamiento de otra persona: "haz / no hagas." Ej. papá mas caballito; mamá no me des más comida. El niño aprende esta función de las experiencias como receptor (los adultos le indican que hacer y que no), pero mas tarde evoluciona posicionándose como emisor.

- Funcion Interaccional: la comunicación también es instrumento utilizado con el fin de vincularse socialmente con un otro: "tu y yo". Ya no importa obtener algo ni influir sobre la conducta del otro, sino que la función es establecer vinculo mediante el código, generalmente, el lenguaje oral. Estas interacciones generan modelos lingüísticos específicos, como elemento de identificación común. Por ej. grupo de pares.

Las funciones comunicativas del grupo **ideico-representativas** se caracterizan por su aparición más tardía (desde los 4-5 años), relacionado esto a que necesitan de un código de comunicación que permita la abstracción para poder "representar" contenidos a través del mismo. En el segundo grupo encontramos:

- Funcion Personal: la comunicación que actúa como elemento de característico en cada sujeto: "yo soy". Incluye el uso individual del código de comunicación y la posibilidad de expresar sentimientos y actitudes mediante dicho código.
- Funcion Heuristica: hace referencia a la comunicación mediada por un código, que sirve como instrumento para aprender sobre las cosas. Esta función entra en juego plenamente cuando el niño ingresa en la escolaridad obligatoria (4-5 años), cuando la docente utiliza, en gran parte, el lenguaje para transmitir los conocimientos. Implica la comprensión de preguntas y respuestas.
- Funcion Imaginativa: mediante esta función el niño crea con el lenguaje- u otro código de la comunicación- el entorno como él quiere que sea, no como es. No responde a la realidad y está íntimamente relacionada con el logro de la función simbólica. Junto con esta función aparecen los juegos lingüísticos.
- Funcion Representativa: es la más frecuentemente

utilizada por el adulto. Demora en aparecer en el niño. Se refiere a la transmisión de un mensaje o contenido con un referente real, para lo cual es indispensable el dominio de un código de comunicación que permita cierto nivel de abstracción.

Estas funciones descriptas inician su desarrollo desde antes de la aparición del lenguaje oral, motivan su desarrollo. Se afianzan y complejizan con el paso del tiempo. El sujeto adulto domina todas las funciones comunicativas, y puede generar complejos actos comunicativos con múltiples funciones.

I.III Elementos que integran el circuito de la Comunicación

Tomando como base el circuito de la comunicación desarrollado por Jakobson, a partir de la propuesta de Shannon, podemos identificar los siguientes elementos, representados en el esquema:

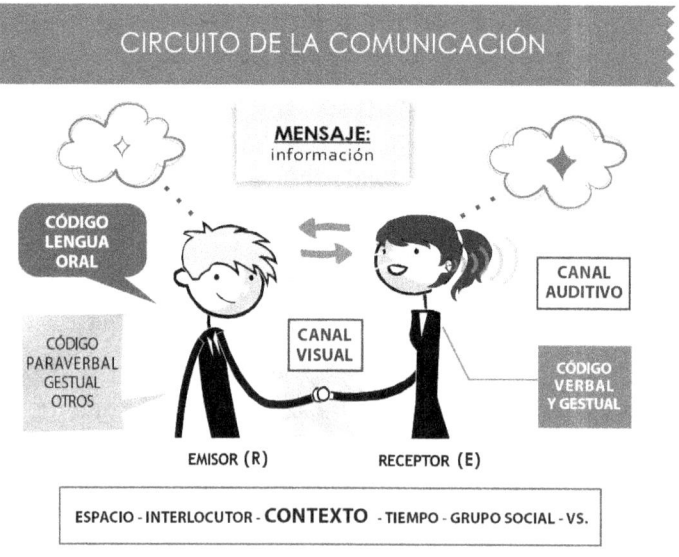

1. **Emisor:** Es un individuo que, con intención explícita o sin ella, organiza, codifica y transmite un mensaje. Puede utilizar uno o varios códigos conocidos, o bien transmitir un mensaje no codificado, utilizando como mediador a la conducta. Puede funcionar como emisor o receptor y el paso de un rol a otro es rápido y natural, en ocasiones simultáneo.
2. **Receptor:** es un individuo o grupo de individuos que, con intención o sin ella, recibe y decodifica un mensaje. Debe conocer el o los códigos que utilizó el emisor; o bien interpretar el mensaje implícito en determinado comportamiento. Puede funcionar como receptor o emisor; y el paso de un rol a otro es rápido, natural y, en ocasiones, simultaneo.

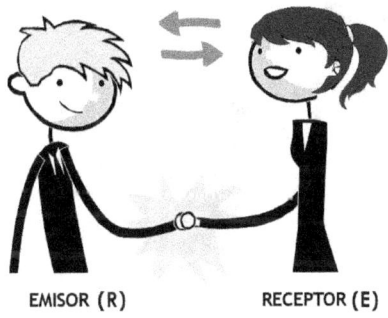

EMISOR (R)   RECEPTOR (E)

3. **Canal:** Es el medio físico por el cual se transmite el mensaje, desde el cuerpo del emisor (considerando diferentes segmentos corporales que puede utilizar para codificar un mensaje: COF, manos, aparato fonador, etc.), hasta el cuerpo del receptor (tomando igual consideración con respecto al emisor: utiliza órganos para efectivizar la recepción del mensaje como son la vista, el

oído, en ocasiones el tacto). En este punto cabe destacar que, para lograr un comunicación fluida, es necesario que todos los elementos del canal estén "permeables", es decir, posibilidades de generar el mensaje por determinado canal en el emisor, más posibilidades de recibir el mensaje por el canal que se ha emitido en el receptor, sumado a un ambiente sin excesivas interferencias. La obstrucción o impermeabilidad del canal, puede ciertamente malograr cualquier intento de comunicación. Ej.: código verbal vocal, canal aéreo para un receptor hipoacúsico.

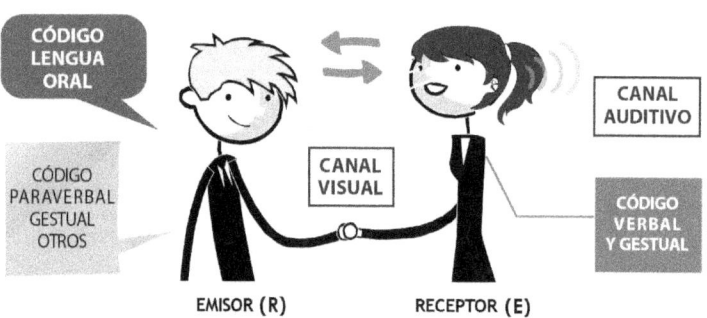

4. **Mensaje:** sintéticamente, el mensaje es el contenido que se desea transmitir en un acto de comunicación. Los hay explícitos y consientes y además implícitos, no consientes o no voluntarios. En esta oportunidad nos detendremos en dos puntos para profundizar su análisis: la **multicodificaci**ón y multidecodificación simultá**nea** de un mismo mensaje y la **referencia semántica común emisor-receptor** (es decir tanto emisor como receptor deben activar nodos semánticos en gran porcentaje

equivalentes, para considerar un mensaje comunicado o transmitido efectivamente)

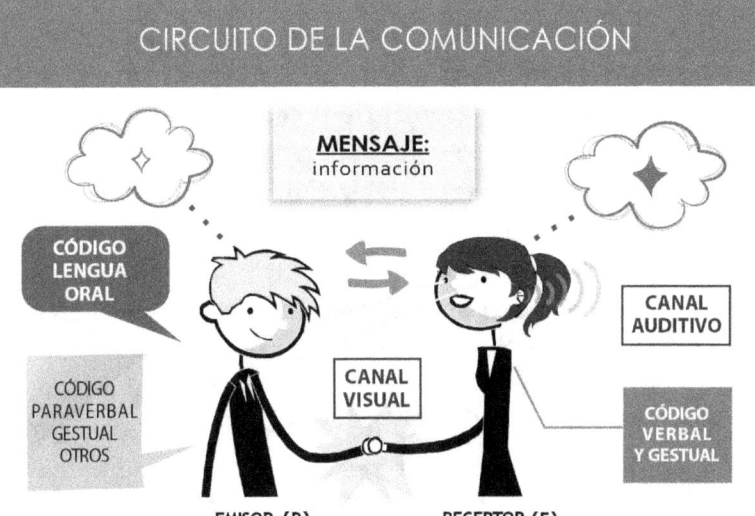

a. **Multicodificación y decodificación del mensaje:** cuando un sujeto sano y adulto emite un mensaje parte de la motivación o intención de emitir este mensaje. Recurre naturalmente a varios códigos simultáneamente: uno principal,- aunque no por ello el de mayor peso en la información-, que convencionalmente es el código verbal. A este código se suman -con menor grado de conciencia por parte del emisor- otras codificaciones del mismo mensaje, que se realizan mediante el código no verbal o paraverbal (gestual facial, manual y corporal, la entonación, etc.). Estas codificaciones múltiples pueden redundar en la información, completarla con matices emocionales o inconscientes y, en ocasiones, contradecir el mensaje codificado en el código principal.

Por su parte el receptor recibe y decodifica simultáneamente este mensaje "multicódigo" y llega a una síntesis o conclusión sobre el mensaje completo que recibió. Un receptor adulto, con dominio de los códigos, es capaz de distinguir rápidamente información redundante, complementaria o contradictoria en un mensaje multicódigo.

b. **Referencia semántica común emisor-receptor:** la comunicación ideal, completa o total solo ocurre cuando emisor y receptor consiguen "compartir" la mayor parte del mensaje transmitido. En los sujetos con desarrollo lingüístico esto se consigue gracias a la referencia semántica común que contienen las palabras, lo que Saussure describe como dos caras del signo: significado-significante. Es decir: cuando un emisor emite un significante, que seleccionó porque responde a su motivación o intención de comunicarse, este significante es recibido por el receptor y decodificado por él, compartiendo, coincidiendo en buena parte del significado de dicha palabra. Solo allí ambos participantes de la comunicación podrán *transmitirse, darse, pasarse* información de uno hacia el otro. Por ejemplo cuando un extranjero "conversa" con un nativo, pero domina parcialmente su lengua (código) podrán transmitirse limitada cantidad y calidad de información, a pesar de que ambos sujetos sean saludables para comunicarse con un hablante de su lengua. La dificultad estriba en la carencia de significado de algunas palabras para el interlocutor no hablante de la lengua. Por lo tanto no logran compartir gran parte de los rasgos semánticos evocados en las palabras expresadas.

Ambos aspectos del mensaje son observados cuando la comunicación que se logra no es la típica, sino que es completada o complementada por otros códigos no convencionales. La multicodificación cobra vital importancia para definir el contenido del mensaje: señalar una figura, mas el gesto facial, mas la situación contextual aportaran para definir el mensaje. La referencia semántica común entre E y R, que aparece tan naturalmente en la comunicación mediada por el lenguaje oral, son construcciones arduamente trabajadas en la comunicación atípica , puesto que son básicas para permitir el intercambio dentro de un circuito de comunicación y no siempre se construyen naturalmente.

5. **Contexto:** en el análisis del contexto debemos incluir aspectos internos y externos para la realización del circuito de comunicación. Podemos reconocer **aspectos ecológicos o ambientales** (lugar donde de se realiza el circuito), **semánticos** (el "hilo de la conversación"), **psicológicos** (motivación o estado de ánimo de los interlocutores), **cultura y grupo social** a la que pertenecen los participantes. Por último, aspectos **neurobiológicos** de los sujetos que pueden modificar significativamente el circuito que establezcan. Por ejemplo: la gran mayoría de los usuarios de SAC cuentan con aspectos neurobiológicos diferentes -sordera, parálisis cerebral, autismo, trastorno severo del lenguaje oral, etc.-, por lo que no acceden a una comunicación típica, sino a una modificada en el código – pictogramas, señas- y modo de expresión -por señalamiento, por gestos manuales-.

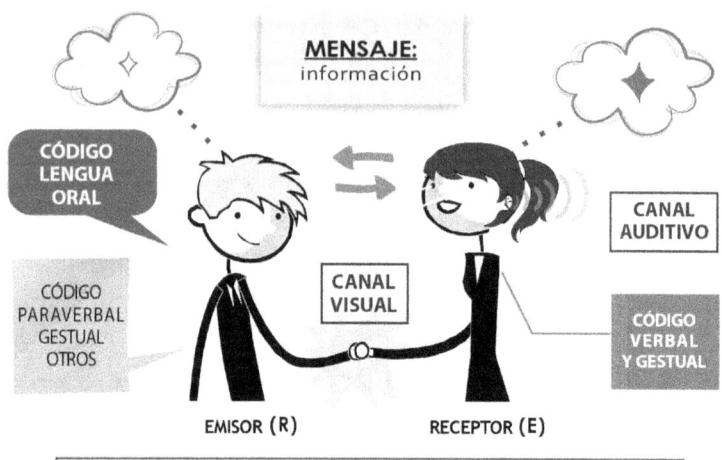

6. <u>Código:</u> la Real Academia Española, entre varias acepciones, define al código como "Sistema de signos y de reglas que permite formular y comprender mensajes secretos" (Real academia Española, http://dle.rae.es/, Edición del Tricentenario). Existen diferentes códigos que pueden tomar el Emisor y el Receptor para comunicar, con diferente grado de complejidad y organización. En el presente trabajo distinguiremos código de comunicación convencional y no convencional.

Código Convencional

En este grupo incluiremos los códigos de comunicación de uso frecuente, generalizado o natural en el común de la población humana, como lo son el **código verbal** y el conjunto de **código no verbal o paraverbal**.

a. **Verbal**: la lengua oral y la lengua escrita. Responden claramente a las características generales de un código: implican convención y uso social, existencia de reglas que ordenan las combinaciones posibles de señales y relación arbitraria entre señal e información.

Como características principales podemos mencionar:
- Es instrumento de simbolización y comunicación: "El lenguaje es el conjunto de códigos que utilizamos para representar ideas mediante un sistema de signos que nos sirven para intercambiar experiencias e información con nuestros semejantes. Las palabras son los códigos que representan las cosas que definen y se aprende gracias a la experiencia de relación con el entorno." Ferré Veciana, J. Aribau Montón, E. 2002.
- Es una función cognitiva compleja "El lenguaje es una función cerebral superior que se desarrolla a partir de dispositivos genéticamente programados, que se despliegan en virtud de exigencias comunicativas, y ese desarrollo tiene lugar… en la corteza cerebral." (Azcoaga y cols. 1992).
- Sobre su aprendizaje, varios autores mencionan que en el desarrollo típico es aprendido durante los primeros años de vida de manera natural, no sistematizada, siendo necesario solo la exposición continua del individuo al código en cuestión. Monfort y Juarez (2008) destacan que "se aprende y se enseña para y a través de la comunicación"… en un mecanismo de interacción y feed-back.
- Tiene múltiples funciones. Al describir el lenguaje del preescolar, Mejía señala que el lenguaje en sus aspectos sintáctico, fonológico, semántico y pragmático debe usarse para comunicarse, adquirir conocimientos y regular o dirigir el comportamiento. (Lyda Mejía y otros. 2008).

- Y sobre su complejidad, la misma autora menciona que debe tener un contenido cada vez más rico y con mejores relaciones (semánticas), y su forma debe permitir mayor claridad y cercanía a la norma. Aclara que en la estimulación del lenguaje se ha de privilegiar la formación de redes de significados, pues a partir de estos tendrán un sustento el léxico, la lógica gramatical y la sintaxis. (Lyda Mejía y otros. 2008.)
- Por último diremos que para lograr las funciones y relaciones antes expresadas, el lenguaje verbal se vale de una estructura compleja: unidades lexicales y sublexicales que se combinan en diferentes niveles de procesamiento para conformar unidades mayores, que es el producto verbal conocido. A saber:
    1. Nivel fonético (rasgos articulatorios que se combinan para dar lugar a una unidad mayor: el fonema. Sin carga semántica aún).
    2. Nivel fonológico (fonemas se combinan en cadenas de sonidos, dando lugar a una unidad mayor, la palabra. Aquí aparece la carga semántica).
    3. Nivel morfológico (la unidad léxica puede modificar parcialmente su forma y, consecuentemente, su carga semántica).
    4. Nivel sintáctico (las unidades léxicas se combinan entre sí, manteniendo relaciones sintagmáticas.)
    5. Nivel semántico (las posibilidades de contenido semántico son ilimitadas en el lenguaje. En intima relación con aspectos cognitivos y emocionales del hablante)
    6. Nivel pragmático (el uso del lenguaje adecuado a la función, fin, y contexto en que se use. Se vale de todas los niveles anteriores para variar las expresiones).

b. **No verbal o paraverbal**: El código no verbal o paraverbal tiene el valor de reducir ambigüedades lingüísticas, mediante la redundancia simultánea del mensaje verbal y para verbal. La diferencia con respecto al código verbal estriba en que no existen reglas para la combinación de señales y que existe una relación de continuidad entre los elementos de la expresión y el contenido que representan. Algunos signos adquieren el status de convenciones sobreentendidas rápidamente, como el pulgar hacia arriba o el aplauso. Sin embargo, hasta los gestos mas elementales pueden prestarse a confusión si no hay convenciones mutuas entre E y R.

Dentro de los elementos del código no verbal o paraverbal podemos reconocer:

- **Acompañantes vocales**: son las propiedades vocales de los hablantes (timbre, tipo de voz, acentos regionales) y las señales vocales moduladoras del contenido semántico (entonación, acentuación y tempo: prosodia. Pausas.) Martinet llama aspectos suprasegmentales del habla, para oponerlos a los segmentales que son los fonemas.
- **Expresiones faciales**: modulan las interacciones verbales. La expresión facial de los interlocutores completa, confirma o relativiza el contenido de una expresión verbal.
- **Postura**: es una señal involuntaria, inconsciente y difícil de manejar como código de comunicación. Incluye postura corporal y movimientos segmentarios.
- **Gestos**: entre la gran variedad de gestos a los que recurrimos en comunicación, podemos reconocer:
    o Deícticos (señalan)
    o Pantomímicos (copias mímicas del objeto o acción)
    o Semánticos (afirman o contradicen los mensajes verbales. No se comprenden sin el mensaje verbal).

- **La mirada:** el intercambio de miradas entre los interlocutores informa sobre los turnos de conversación, sincroniza un enunciado con un referente contextual, brinda información adicional (atención creciente, apertura del canal de comunicación etc.).

Código no convencional:

Dentro de los códigos no convencionales debemos mencionar la gran variedad de «**cuasi-códigos**" (Decimos cuasi códigos porque el numero de signos-señales es limitado, el número de usuarios que conoce el código es pequeño, no hay reglas para la combinación de signos o bien la relación significado-significante es transparente) que **se utilizan en los sistemas de comunicación aumentativa alternativa (SCA)**, cuando el usuario por diferentes motivos no puede usar el código lingüístico convencional y el código para verbal es insuficiente. Es entonces cuando *estos signos adquieren el estatus de código de comunicación, en tanto representan, significan, simbolizan un contenido que es transmitido durante la comunicación.*

Podemos mencionar como códigos no convencionales:
- la conducta motora general (abrir o cerrar los ojos puede convertirse en un código si-no para un sujeto con PC),
- el señalamiento-selección de objetos,
- el señalamiento-selección de imágenes (entiéndase por imágenes: fotos, dibujos, logos, pictogramas, etc.),
- la lengua de señas,
- el sistema de símbolos BLISS, (Tanto la lengua de señas como el sistema BLISS son códigos de comunicación complejos y con gran desarrollo, equivalentes a la lengua oral. Sin embargo se encuentran en esta lista puesto que no son códigos "convencionales" a toda la comunidad, sino sólo a su grupo de usuarios. Con gran esfuerzo

se van incluyendo socialmente, especialmente la primera. Sin embargo aún resta largo tiempo y arduo trabajo para naturalizarlos.)
- otros sistemas de comunicación alternativa
- la lectura y escritura (cuando no es posible la vocalización del mensaje), y un último apartado donde incluimos todos los signos posibles de significar algún contenido en un circuito de comunicación y que son creados por usuarios y familiares cotidianamente.

Si comparamos esta gran variedad de códigos no convencionales utilizados en los SCA con el código típico que es el lenguaje oral tenemos que:
- Al igual que el lenguaje son instrumento de comunicación en todos los casos. A diferencia la posibilidad de simbolización que ofrecen es variable: una reacción conductual no ofrece simbolización, al igual que el señalamiento de un objeto. Sin embargo una foto o pictograma inician al sujeto en la simbolización al servicio de la comunicación.
- Como todas las adquisiciones cognitivas humanas tiene un sustento neurológico y su complejidad está en función del tipo de signos empleados, la cantidad y posibilidad de combinación, y fundamentalmente, el nivel de abstracción. Esta complejidad está directamente relacionada con las posibilidades cognitivas del usuario.
- Sobre su aprendizaje, en general es dirigido y sistematizado. El inicio del aprendizaje es más tardío que el de la lengua oral.
- La meta al instalar un tipo de código no convencional es que cumpla las mismas funciones que el lenguaje oral. Básicamente para comunicarse, adquirir conocimientos y regular o dirigir el comportamiento.
- Respecto a su complejidad, es de esperar que al igual

que el lenguaje oral tenga un contenido cada vez más rico y con mejores relaciones (semánticas), y que su forma permita mayor claridad en sus expresiones. Al igual que el lenguaje en su enseñanza se ha de privilegiar la formación de redes de significados que darán sustento a las expresiones de comunicación.
- Tienen una estructura variable, de acuerdo a su complejidad.
- Veamos ahora como entran en juego todos estos elementos dentro de un circuito de comunicación dinámico y cambiante.

I. IV Caracterización de los Circuitos de Comunicación

Retomando la idea de que "todo comportamiento y no solo el discurso el comunicación" habíamos concluido en que dichos comportamientos comunicativos pueden organizarse en una "escala de especificidad comunicativa" determinada por los signos usados y por la fluidez en los intercambios de roles.

Llamaremos **ESPECIFICIDAD** del circuito de comunicación a las *posibilidades que tenga dicho circuito de trasmitir información exacta, precisa, compleja, clara, económica (menor esfuerzo por parte de los participantes), y con efectividad*. La especificidad está determinada por dos variables, a saber:

1. Los **signos utilizados**, que pueden ser signos "no convencionales" o bien estar organizados en un código más complejo "convencional".

2. Los **intercambios de roles**, según lo cual podemos tener un circuito "fluido" si los emisores y receptores alternan sus roles o bien "no fluido" si los participantes conservan su rol durante todo el intercambio.

Como aportan estas dos variables al circuito de comunicación? Con respecto a los signos o código usado, va a determinar la especificidad del circuito puesto que atributos del código -como arbitrariedad del signo, reglas de combinación de signos y convención social de los mismos-, facilitan la transmisión de contenidos complejos, permiten la abstracción, garantizan la generalización de la comunicación en diferentes contextos y con variados interlocutores. Cuando el código se transmite por un canal aéreo-sonoro, además facilita la comunicación grupal (más de dos interlocutores), y cuando el código no precisa de soporte material, la selección y acceso a los signos es muy rápida, lo que le confiere rapidez al intercambio.

En lo que hace al intercambio de roles, la fluidez permite la regulación de los mensajes gracias al feedback que se establece entre los participantes, optimizando la transmisión de información. En un marco más amplio, permite además el establecimiento de vínculos afectivos, de autoridad, de paridad, etc. entre los participantes del circuito.

Es lógico pensar además, que el tipo de código va a influenciar en los intercambios de roles y viceversa. Si el código escogido es el verbal escrito, confiere lentitud al intercambio con las consiguientes adaptaciones de mensaje que realizan los interlocutores: reducen contenidos innecesarios y se concentran en el objeto de la comunicación. Mientas que si el código elegido es el verbal oral, esta reducción no es necesaria porque el acceso a los signos seleccionados es muy veloz y económico para los participantes. Por lo tanto, alternan su roles entre E y R muchas más veces que con el código anterior. Veamos los ejemplos:

CÓDIGO VERBAL ESCRITO (SMS)	CÓDIGO VERBAL ORAL
p1- Hola! sábado 15 hs vamos a la pileta ¿podes? p2- Ok. Llevo mate. Bs.	p1- Hola María! cómo estás? p2- Hola Sofi ¿qué tal tus cosas? P1- Todo bien. Hace tres días que pienso en llamarte y nunca me hago un tiempito... p2- No te preocupes, yo estoy igual... p1- Qué te parece si nos vamos a la pile el sábado y nos ponemos al día? p2- Buenísima tu idea, no tengo nada planeado. A qué hora te parece? p1- Como a las tres, para tomar sol. p2- Genial, yo llevo el mate y unos bizcochitos. p1- Me encanta. Te dejo porque tengo que seguir con esto. p2- Bueno. Nos vemos el sábado. Chau p1- Chau, chau.
2 intercambios. 13 signos en total.	11 intercambios. 92 signos en total.

Habiendo definido la especificidad del circuito, veamos ahora como agruparlos.

I. V Clasificación de los Circuitos de Comunicación

Esta clasificación, como todo intento de sistematizar conductas humanas complejas, obliga a desnaturalizar el circuito de comunicación tal cual se presenta. Por lo tanto hemos de reconocer que, en realidad, los siguientes tipos de circuitos se mezclan, superponen o desdibujan en la realidad comunicativa de un sujeto. Y es muy importante que así ocurra, para lograr adaptar el intercambio comunicativo al contexto en que ocurre. Ésta división será solo en función de clarificar la dinámica propia de cada tipo de intercambio.

De acuerdo a la clasificación propuesta por Mercado-Vera (2001) se describen 3 tipos de circuitos de comunicación. -Cabe aclarar que esta clasificación está pensada en función de sujetos adultos con desarrollo típico, pero que nos aportan el marco de referencia hacia el cual pretendemos llegar en la recuperación de personas con trastornos de la comunicación-.

1. Circuitos de alta especificidad comunicativa

Es circuito estándar, típico de una comunicación mediada por el código verbal oral. Participan emisor y receptor alternando sucesivamente los roles. Ambas personas, con el objetivo de transmitir información, producen un mensaje codificado en un código pre acordado (explicita o implícitamente), que transmiten mediante el canal adecuado. El circuito tiene leyes intrínsecas que regulan los turnos de cada interlocutor.

Este tipo de circuito ha sido llamado por H. J. Leavitt (citado por Francoise Petit 1984.) "Comunicación recíproca" y menciona como **ventajas**: que el receptor puede hacer preguntas y dar su opinión, por lo que el mensaje puede ser comprendido más fácilmente, con mayor precisión y exactitud; y además que requiere de la presencia de ambos interlocutores, una implicación en la relación, es decir que exige feedback. Como **desventajas** destaca que: la comunicación reciproca es más lenta* (Nota: "Lenta" en el sentido en que se demora mas en transmitir una idea cuando intercambian roles los integrantes del circuito) que la comunicación en sentido único, y que el emisor no está protegido, pues los receptores se dan cuenta de sus errores y se los hacen notar. Mercado- Vera 2000. Es el "circuito ideal" por la rapidez y claridad en la transmisión de información.

El común de las personas pretenden establecer este tipo de circuito con sus interlocutores y, de hecho, se establecen permanentemente con naturalidad. Sin embargo, es el más exigente de los tres tipos, puesto que para sostener este tipo de circuito se necesita un código común entre emisor y receptor, cierta velocidad en la selección acceso y producción de los signos o señales del código y atención sostenida y conjunta por parte de ambos interlocutores.

Como circuito ideal, es el tipo de circuito que se busca establecer en usuarios de SCA con código no convencional, por las ventajas que imprime a la comunicación.

2. Circuitos de media especificidad comunicativa

Es el circuito en el que, si bien existe un emisor y un receptor, estos no alternan sus roles. Los interactuantes permanecen durante todo el intercambio en el rol de emisor o de receptor. Basta que alguien emita un mensaje o que note alguna conducta comunicativa para que se establezca.

H. J. Leavitt (citado por Francoise Petit 1984.) lo llama "comunicación lateral", y lo caracteriza diciendo que se evita siempre enfrentarse con el interlocutor. Como **ventajas** podemos destacar: es más rápida que la comunicación en ambos sentidos; al observador esta comunicación le parece ordenada y clara. Sin embargo como **desventajas** podemos indicar: el emisor no puede darse cuenta si el receptor ha captado bien su mensaje, la información enviada puede ser imprecisa. Por su parte, el receptor, que no está seguro de haber entendido bien el mensaje, queda insatisfecho. Mercado-Vera 2000.

La población típica utiliza este tipo de circuitos en los medios de comunicación (radio, tv, periódicos, etc.), en situaciones de comunicación masivas (iglesias, recitales, clases, etc.) y comunicaciones a distancia (cartas, e mail, etc.).

Este tipo de circuitos también es muy frecuentemente utilizado por emisores verbales con receptores no verbales o no vocales. Ocurre que el emisor informa o comenta, pero el receptor tiene pocas posibilidades de intervenir en el circuito, por no acceder al código verbal que se utiliza o bien por acceder a otro mas lento (selección de imágenes) o ambiguo (gestos faciales). En esta situación las desventajas de este tipo de circuito tienen gran peso:

el emisor no puede darse cuenta si se ha captado bien el mensaje - y en ocasiones no se percata de la importancia de esto- y el receptor queda insatisfecho.

3. Circuitos de vaga especificidad comunicativa

Este tipo de circuito aparece cuando el emisor se expresa a través del comportamiento y no mediante algún código. "Ese comportamiento puede o no ser interpretado por un tercero como mensaje. Así, la especificidad es mas vaga, la intención comunicativa no es manifiesta y los roles dentro del circuito son poco explícitos o inconscientes." Mercado-Vera 2000. En este tipo de circuitos debemos
mencionar la intracomunicación, especialmente en sujetos verbales y con cierto nivel intelectual.

En la población típica, este tipo de circuitos están presentes con mucha frecuencia: al encontrarse en un mismo espacio y lugar dos personas, cada una realizando alguna conducta cualquiera (inevitable, por cierto), se transmiten mutuamente una pequeña y ambigua cuota de información. Si la observación es atenta y prolongada, un receptor casual puede recibir mucha más información de la que el emisor tiene intención de brindar.

Ejemplo de circuito de vaga especificidad.

EL VIEJO CORREO
Sumergida en el trajín de una mañana muy agitada, celular en mano y con la cabeza llena de problemas y tareas a realizar, entro en la oficina de correos de mi pueblo con el fin de hacer uno mas de mis trámites atrasados, y la descubro. Suave, tranquila, blanca era la carta que llevaba una señora alta, delgada y también suave, tranquila y blanca. Toda mi urgencia se detuvo en el tiempo y me detuve a meditar en la mujer, pensando en lo que iba escribir, la búsqueda de las mejores palabras, el hilvanado de frases, el abollado de cuantos

borradores, en la preocupación por la legibilidad del sobre. Añoré esa paz, ese tiempo. Enseguida interrumpió el que atendía diciendo con la rapidez de los que te ofrecen unos de esos combos: "¿Simple, certificada con aviso...?". Ella, como no podría ser de otra manera, respondió: "Como sea, yo simplemente quiero que llegue". Sin ir en contra de las nuevas tecnologías, a través de esta experiencia rescato y añoro el valor sentimental de las cartas.

Liliana María Juárez. Córdoba. *Revista Nueva.* 7/02/2010. Correo. Carta de la Semana.

En este tipo de circuitos el emisor lo es de manera involuntaria, no tiene intención comunicativa manifiesta y generalmente utiliza códigos paraverbales, por lo cual la posibilidad de abstracción es muy escasa; mientras que el receptor debe instalarse como tal de manera voluntaria (decidir mirar e interpretar la conducta del otro) y debe poner mayor esfuerzo en la decodificación del mensaje (justamente porque el mensaje no está codificado por el emisor).

Este tipo de circuito es usado por sujetos no verbales, que no acceden a otro código de comunicación (social ni intrafamiliar) y que transmiten sus necesidades a algún interlocutor con o sin intención comunicativa. Por ejemplo: un niño con parálisis cerebral severa que no accede al lenguaje oral, expresa su gusto o disgusto con movimientos corporales generalizados y similares entre si. Estos movimientos solo transmiten información si son percibidos e interpretados por un interlocutor.

Como **desventajas** del circuito de vaga especificidad comunicativa podemos mencionar que la transmisión de información es muy inespecífica; el receptor o interpretante tiene un gran peso en la comunicación -ya que debe dar significado a una conducta que no se ha erigido como señal-; no hay posibilidades de llegar a la abstracción; el feedback, si ocurre, está marcado por una gran inespecificidad en la información. Como **ventajas** destacamos que se trata de un circuito de comunicación, que aunque precario, introduce al sujeto en interrelación social.

I. VI Escala de especificidad comunicativa

Como sabemos, la comunicación humana puede realizarse con una gran variedad de conductas. Dicha variedad implica diferencias en la intención, la exactitud en la transmisión de información y la eficacia del intercambio.

Este análisis es aplicable a la comunicación aumentativa, con el fin de brindar un elemento más de consideración al momento de implementar un SCA para una persona en particular.

Elementos de analisis

Hemos de considerar tres grandes elementos del circuito de la comunicación para caracterizar los intercambios mediados con SAAC:

1. La intencionalidad.
2. El signo o código usado.
3. Las funciones comunicativas.

Solo para recordar estos conceptos ya vistos:

1. Intencionalidad: se refiere a la motivación primaria de la conducta que comunica. Ponderamos aquí si el sujeto "hizo lo que hizo" para comunicar algo o simplemente lo hizo sin querer transmitir información. Recordemos que la comunicación surge en el bebé de conductas inintencionadas, que son interpretadas y respondidas por el adulto. Es en este círculo que el bebe empieza a darle intención a esas mismas conductas y surge la comunicación. Conquistar la intención de comunicación es el primer eslabón para desarrollar y complejizar los intercambios.

2. Signo y/o codigo: se refiere al instrumento de representación que se utiliza para comunicar un contenido. El uso de diferentes signos condiciona la complejidad de los circuitos de comunicación que pueden establecerse.

Hay tres características en el signo empleado que marca diferencia en este sentido:
   a. El nivel de abstracción que permiten;
   b. La posibilidad de combinar signos entre sí (propio de un código), y
   c. La naturaleza del almacenamiento, selección y accesibilidad del código. Ej. signos soportados por el cerebro: palabra vs signos soportados por un papel: pictogramas.

Estas características repercuten en la complejidad de contenido que se puede transmitir, la independencia con el referente concreto, la facilidad de funcionar como soporte del pensamiento, la rapidez de transmisión y la variedad de posibles interlocutores.

Funciones de la Comunicación: tomando como referencia las funciones comunicativas presentadas por Halliday, este nivel de análisis contempla cuales de ellas son accesibles según el tipo de comunicación que sostenga el sujeto. Estas son, según su adquisición cronológica, las funciones interpersonal, instrumental, reguladora, personal, heurística, imaginativa y representativa.

Estamos en condiciones de pensar en un **continuo de conductas comunicativas** donde las primeras son limitadas y las últimas, más complejas.

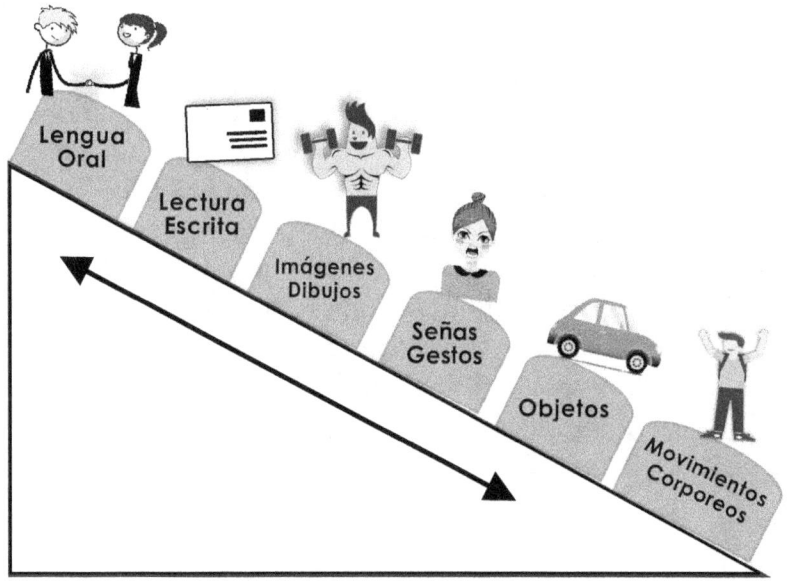

Sintéticamente lo podemos dividir en 5 niveles, a sabiendas de que toda división es arbitraria pero necesaria para una mejor comprensión del concepto:

1. NIVEL 1: Conducta de comunicación inespecífica. Sin intención manifiesta de comunicación. La significación es otorgada por el receptor. Ej: berrinche
2. NIVEL 2: Conducta corporal inespecífica o específica. Con intención y deseo de comunicación manifiesta. La significación es simple, concreta y es compartida por emisor y receptor. Construcción incipiente de un signo. Ej: mover la cabeza hacia arriba para afirmar, como respuesta a una pregunta.

3. NIVEL 3: Conducta corporal segmentaria y especifica (señalamiento manual, visual, etc.). Significación concreta. Signo representativo (objeto o foto). La significación es simple y es compartida por emisor y receptor. Construcción incipiente de un signo. Ej: señalar un objeto para pedirlo.
4. NIVEL 4: Significación concreta. Conducta especifica exclusiva para la comunicación. Uso de signos ideográficos y/o pictográficos, combinados entre sí, utilizando reglas de la lengua oral u otras propias del SCA. Ej: señalamiento o entrega de un pictograma.
5. NIVEL 5: Significación abstracta. Conducta especifica exclusiva para la comunicación. Uso de signos arbitrarios, ideográficos, pictográficos, verbales o no verbales. Los signos son combinados entre sí, utilizando reglas de la lengua oral u otras propias del SCA.

NIVELES / ELEMENTOS	NIVEL 1	NIVEL 2	NIVEL 3	NIVEL 4	NIVEL 5
INTENCIÓN	No manifiesta	Manifiesta	Manifiesta	Manifiesta	Manifiesta
SIGNO/ CÓDIGO	No usa. Comunica mediante conductas generalizadas.	En construcción. Usa conductas generalizadas o segmentarias. Señalamiento de objetos.	Conductas segmentarias Usa signos representativos, que guardan relación con el referente: señalamiento de imágenes. Puede combinar signos.	Conducta especifica exclusiva para la comunicación. Uso de signos arbitrarios. De tipo ideográficos, pictográficos, verbales y/o no verbales.	Conducta especifica exclusiva para la comunicación. Uso de signos arbitrarios. De tipo ideográficos, pictográficos, verbales y/o no verbales. Se combinan signos, utilizando reglas del código.

SOPORTE DEL SIGNO / CÓDIGO	No hay código	Indefinido o de uso simultáneo. Código en desarrollo.	externo	externo	interno
FUNCIONES	Ausencia de funcionalidad. Hay manifestación de necesidad.	Básicas: interpersonal, instrumental o reguladora.	Logra las básicas. Puede acceder a personal, heurística, imaginaria y representativa.	Puede lograr las básicas. Accede a personal, heurística, imaginaria y representativa.	Puede acceder a todas las funciones de comunicación.
INTERLO-CUTORES	Limitados. Familiares	Limitados. Familiares o conocidos.	Limitados. Conocidos o dispuestos a aprender su forma de comunicación.	Variados. Conocidos o desconocidos. Predispuestos a entender el código conocedores del mismo.	Variados. Conocidos o desconocidos. El código es común a la comunidad.
TIPOS DE CIRCUITOS/ESPECIFICIDAD	Solo circuitos de baja especificidad.	Circuitos de baja y alta especificidad (alterna)	Circuitos de alta especificidad **con baja fluidez** en el intercambio.	Circuitos de alta especificidad **con baja/media fluidez** en el intercambio.	Circuitos de alta especificidad **con fluidez** en el intercambio
SIGNIFICA-CIÓN	No manifiesta. Otorgada por el receptor	Manifiesta. Concreta. Compartida entre emisor y receptor. No combina signos.	Concreta. Simple. Compartida por emisor y receptor. Inicia la abstracción al usar imágenes.	Significación abstracta. El nivel de abstracción depende del CI del usuario.	Significación abstracta. El nivel de abstracción depende del CI del usuario.
CANAL	Corporal - visual	Corporal (gestual)-visual	Corporal-visual	Corporal- visual	Gestual y/o vocal-visual y/o auditivo

Nivel 1 De Comunicación:

Es el nivel de menor efectividad comunicativa. Es decir, que se caracteriza por ser un intercambio de poca efectividad de comunicación con gran esfuerzo, por ej. el llanto del bebé con **movimientos corporales generales y desorganizados**. Esta conducta solo informa al cuidador sobre "una necesidad" del niño, pero no da pistas sobre cual es esa necesidad, por esto decimos que **es poco clara, no manifiesta.** Entonces el bebé esta a merced de que el receptor piense y ofrezca todas las opciones para la satisfacción de su demanda. Generalmente esto ocurre ensayando las alternativas posibles: comida por si es hambre, abrigo por si es frio, remedios por si se debe a algún dolor, alzarlo por si se trata de necesidad de afecto... Si el receptor no puede interpretar la necesidad puntual del niño, no podrá satisfacerlo, por mas que el bebé **hizo todos los esfuerzos físicos a su alcance para comunicarlo**. Por esto decimos que este tipo de comunicación es **poco eficiente y de vaga especificidad.**

Los circuitos de **vaga especificidad comunicativa** son muy frecuentes en niños pequeños con dificultades en el lenguaje y la comunicación. Cuando un niño no consigue ser interpretado en su conducta de comunicación inespecífica y generalizada aparecen berrinches aparentemente injustificados, conductas rituales que son comprendidas con suerte solo por quienes conviven con el niño, o bien, en el peor de los casos, aislamiento del entorno.

Algo similar ocurre con un adulto que por diferentes causas no logra el uso del lenguaje verbal ni otro código convencional. (ej. Síndrome de enclaustramiento, parálisis cerebral severa, afasia de expresión, etc.) Independientemente de que el sujeto haya desarrollado el lenguaje previo a su situación actual, el no poder usar algún código convencional verbal o paraverbal para la comunicación lo sitúa en circuitos de vaga especificidad, expresando mediante conductas inespecíficas sus necesidades y a merced de algún receptor que las interprete.

Desde el abordaje terapéutico, creemos que la intervención debe dirigirse a la detección e interpretación de estas conductas, con el posterior "otorgamiento" de un significado especifico, y, si fuera posible, la ampliación del repertorio comunicativo. Por ejemplo: si cada vez que el niño tiene sed se para en frente de la heladera, esta conducta debe ser significada con el contenido "quiero agua" y permitir su uso, hasta tanto pueda acceder a otras conductas comunicativas mas complejas y flexibles. Esta "significación de conductas poco especificas" es, en realidad, lo que ocurre en la interacción adulto-niño durante el primer año de vida, y es como se inicia el desarrollo de la comunicación. Si un sujeto adulto solo consigue mover voluntariamente un dedo de su mano, pues esta deberá constituirse en una conducta comunicativa que permita acceder al código.

Nivel 2 de Comunicación:

Una conducta comunicativa mas especifica y precisa que la anterior, presente en el desarrollo típico: **el niño de un año que señala el objeto que quiere**. El señalamiento del objeto deseado implica una codificación que hace mucho mas claro el mensaje para cualquier receptor: los padres o un receptor casual, que desconoce el gusto del niño.

En este nivel, la diferencia significativa estriba en la mayor intención comunicativa. Por esto decimos que es una **comunicación funcional**. La conducta no es casual, tiene un fin de comunicación (obtener, mostrar, etc.), permite establecer una triangulación entre objeto-emisor-receptor y está cargada del significado que le atribuyeron los interlocutores en los sucesivos intercambios, por lo tanto hay un **signo de comunicación incipiente**.

Si bien a los fines de transmitir un mensaje, esta conducta es mucho mas clara que la anterior y por lo tanto agiliza el proceso, presenta limitaciones en cuanto a la posibilidad de abstracción: si el sujeto solo es capaz de señalar objetos, solo podrá pedir lo que esté presente dentro de su campo visual y no podrá evocar o anticipar acciones realizadas en otro tiempo y lugar. Además, tampoco es posible la combinación de señales.

Por otro lado presenta importantes limitaciones respecto de las funciones de comunicación que pueden establecerse: esta conducta de comunicación será efectiva solo para desarrollar una función interaccional ("nos comuniquemos"), instrumental ("alcánzame aquello") y reguladora ("sigue haciendo caballito"). No será suficiente para otras funciones cronológicamente posteriores y más complejas como la personal, heurística, imaginativa y representativa.

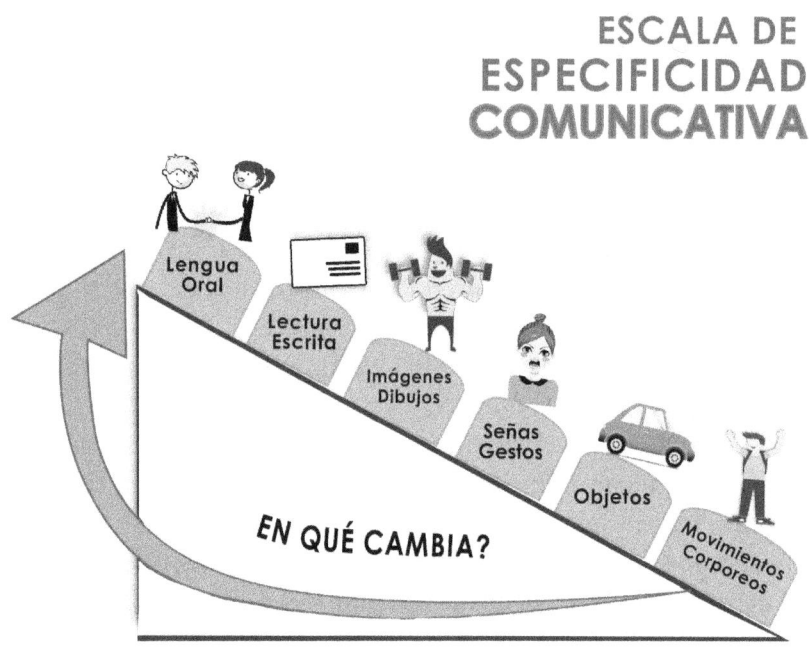

Nivel 3 de comunicación:

El próximo escalón en circuitos de comunicación con diferentes códigos es el **señalamiento de imágenes** (fotos, logos, dibujos, iconos, etc.) que permiten un mínimo nivel de abstracción: cuando un niño enseña a su abuela en una foto, cuando reconoce el personaje de tv en una revista o señala el logo de Mc Donald para pedir papas fritas; ocurre un salto significativo en su capacidad de abstracción (función simbólica), pero también en su comunicación, que ya **puede prescindir del objeto para pedir, evocar o expresar su deseo**.

En este nivel, la conducta comunicativa es segmentaria y específica (mas allá de que sea convencional o no convencional). Es decir, involucra parte del cuerpo del emisor y se realiza únicamente con el fin de comunicación. La intención comunicativa esta clara y manifiesta.

Lo que nos hace pensar en un nivel más complejo de comunicación, es **el salto cualitativo en el signo empleado**: ya no se señala un objeto, sino un signo del tipo representativo o pictográfico, que si bien guarda relación con el referente real (o significado), le **da la posibilidad al hablante de "despegarse" del objeto concreto** e iniciar el camino de la abstracción.

Signos pictográficos: relación perceptual entre el significado y el significante. Son transparentes y con alto grado motivacional. Representativos: objetos o fotos utilizados como medio de comunicación.

Además, empieza a ser posible la combinación de signos, con la consecuente emisión de contenidos mas complejos.

En lo que a funciones se refiere, este nivel de circuitos de comunicación, **permite acceder de manera parcial y dependiendo del nivel cognitivo del hablante, a las funciones personal, heurística, imaginativa y representativa.**

Nivel 4 de comunicación:

Subiendo un escalón más en la complejidad de los circuitos de comunicación, cuando el sujeto es capaz de acceder a **un código de signos con cierto nivel de abstracción** (signos ideográficos y/o pictográficos) accede a la posibilidad de conseguir enunciados más complejos, y, por lo tanto, acompañar el desarrollo del pensamiento hacia niveles superiores.

Al hablar de un código nos referimos a un sistema de signos organizado, con señales de cierto nivel de arbitrariedad en la relación significado-significante, con reglas propias para la combinación de signos y que es compartido por un grupo social determinado. Otra característica es que el soporte del código es externo al sujeto (es decir el repertorio de signos es contenido en un tablero de comunicación). Cuando el sujeto no puede acceder a un código convencional, el soporte de comunicación es una herramienta muy valiosa que permite al usuario suplir o reemplazar las funciones del lenguaje oral. En este nivel podemos incluir, por ejemplo, el código Bliss o la lectura y escritura. Sin embargo la comunicación disminuye fluidez y velocidad, ya que el tiempo de selección de un signo en un soporte externo siempre es mayor al de selección de un signo en el repertorio almacenado en el cerebro.

Los usuarios de este tipo de códigos pueden mantener con frecuencia circuitos de comunicación estándares, donde hay intercambio de roles con relativa fluidez, donde existe la posibilidad de corroborar la información que se está recibiendo, donde la transmisión de información es clara y los interlocutores tienen mayor probabilidad de compartir significados precisos. Además pueden acceder a todas las funciones de la comunicación, con las restricciones que imponga el nivel cognitivo del sujeto.

Nivel 5 de Comunicación

En el ultimo nivel de comunicación ubicamos un circuito dinámico en sus intercambios, mediado por numerosos signos en su mayoría arbitrarios (sin relación entre significado-significante) que se constituyen en un código complejo, que necesitan y permiten la abstracción de sus usuarios, amplio en cuanto a las funciones de comunicación que pueden sostenerse (todas las descriptas), generalizable respecto a la variedad de interlocutores y contextos que pueden sostenerlo.

Además el acceso a los signos seleccionados es rápido (porque no necesitan de un soporte material) lo que le otorga gran fluidez a los intercambios. Son ejemplos de este nivel de comunicación: el lenguaje verbal oral y la lengua de señas.

CAPÍTULO II

DE LA COMUNICACIÓN AL LENGUAJE

Tomando como premisa teórica que el lenguaje se desarrolla en base a la comunicación que se establece desde los primeros días de vida de un niño, y que el lenguaje se desarrolla para la comunicación, es que intentaremos encontrar sustento teórico en esta interacción para algunos de los objetivos terapéuticos tempranos ante un déficit lingüístico que comprometa la comunicación.

También nos apoyaremos en la definición de Comunicación de Watzlawick (1967) Ricci, Bitti y Zani (1990), Comunicación es cualquier comportamiento que tiene lugar en presencia de otra persona (...) todo el comportamiento y no solo el discurso es comunicación, que se desarrolla en el capítulo 1, para decir que un niño que no habla es capaz de comunicar.

El lenguaje se desarrolla a partir de la interacción del niño con el adulto, su madre y demás personas que lo rodean. Esta interacción que se da entre el niño y el adulto es recíproca en la que cada interlocutor se adapta a las posibilidades comunicativas del otro.

Según Monfort y Juarez (2008) la primera manifestación de esa adaptación que realiza cada interlocutor a las posibilidades comunicativas del otro es el "Feed Back" correctivo que se puede manifestar en dos situaciones:

Situación I	Situación II
Necesidad del niño	Iniciativa del adulto
Expresión pre-lingüística Espontánea más o menos elaborada	Imitación más o menos espontánea por parte del niño
Modificación del lenguaje adulto basándose en la expresión del niño	Feed-back correctivo a partir de la imitación del niño
Imitación imediata o mediata del modelo adulto	Imitación inmediata o mediata del modelo adulto

MONFORT Y JUAREZ 2008.

En la situación I, que es la más frecuente, la iniciativa de la interacción parte del niño, de sus necesidades, que realiza movimientos, balbuceos, llanto, gestos, y eso llama la atención del adulto. Vale aclarar que en un primer momento estas manifestaciones del niño son sin una real intención comunicativa, siendo una simple manifestación de su estado o necesidad. La comunicación en sus inicios tiene características de "No Intencionada".

COMUNICACIÓN:

- **NO INTENCIONAL (1 mes)**
  - CONDUCTAS EXPRESIVAS
  - FISIOLÓGICO
  - SIN FINALIDAD APARENTE
  - SIN INTENCIONALIDAD

Santiago Torres Monreal-2001

Ante esta manifestación del niño, el adulto responde con una producción verbal con la hipótesis de lo que el niño está comunicando. Con esto el niño obtiene en cada manifestación una respuesta por parte del adulto. Esto es lo que le sirve de modelo para una próxima emisión.

En la medida en que el niño va descubriendo que ante una manifestación, utiliza diferentes conductas, gestos y señas hasta llegar al lenguaje, la comunicación evoluciona de intencionada a no intencionada.

- **INTENCIONAL (2 a 24 meses)**
  - PREVERBAL: conductas repetitivas
  - VERBAL: usa lenguaje con intención comunicativa. Lenguaje expresivo muy rudimentario.
  - ORAL: utiliza el lenguaje expresivo.

Santiago Torres Monreal-2001

Ejemplo:
- *Un niño de dos meses, llora en la cuna. Su mamá lo toma en brazos pero el niño sigue llorando. La mamá mira el reloj y mirándolo a los ojos le dice "UY!!!!, Claro!!!!, ya es la hora de comer estás con hambre??, quieres la leche??. Ahora mamá te la prepara".*
- *Un niño de 8 ó nueve meses comienza a decir "papapapapa", la madre con mucha alegría se acerca y le dice "muy bien!!, papá, papá". Qué bueno, ya viene papá.*
- *Un niño de 2 años dice a su madre: "mamá aba aba", y su mamá le contesta: quieres agua?, el niño contesta: "ti". Tomá el agua. Que sed que tenías. Qué rica que está el agua.*

Con esto no queremos decir que el niño aprenderá cada palabra que le repita el adulto sino que aprenderá las aquellas palabras que le ayuden a satisfacer sus necesidades o a solucionar sus problemas o que le proporcionen algún elemento lúdico.

En el esquema de la segunda situación, la iniciativa surge del adulto, con la intención de enseñar algo al niño, aunque el mecanismo que se da es el mismo del feed-back correctivo. La gran diferencia radica en lo creativo de la iniciativa del niño a la conducta imitativa que tiene en la segunda.

En esta interacción comunicativa y lingüística entre el niño y el adulto existen diferentes manifestaciones y formas muy estudiadas por diferentes autores desde un enfoque sociocultural.

Uno de estos autores ha sido Bruner que introdujo el concepto de "formato", y puso de manifiesto la importancia que tienen las interacciones rutinizadas, repetidas, y con alto grado de predictibilidad para el desarrollo de la comunicación y el lenguaje. Uno de los formatos más estudiados es el de la lectura de cuentos.

Otro concepto aportado por Bruner y otros, es el de "andamiaje" hace referencia a las ayudas que los adultos proporcionan a los niños que están aprendiendo, que le permiten ir avanzando en este aprendizaje. Se trata de ayudas que progresivamente irán desapareciendo para posibilitar que el niño vaya alcanzando niveles más altos de desarrollo.

Gràcia(2003) toma la noción de "Marco" en la que el adulto adapta situaciones que le permite al niño seleccionar opciones, reproducir modelos, anticipar acontecimientos.

La Teoría de la sobreinterpretación se refiere a la interpretación que realiza el adulto de los actos del niño antes de que estos tengan, efectivamente, intencionalidad comunicativa. (Gràcia, 2003)

Todas estas teorías que favorecen el desarrollo de la comunicación y del lenguaje en los niños pequeños, deberían servirnos de andamiaje para el planteamiento de objetivos y también como estrategias en la planificación terapéutica de niños con trastornos en la comunicación y el lenguaje.

Silvia Español plantea un modelo de "Semiosis evolutiva" donde analiza la producción gestual infantil, que se desarrolla de la siguiente manera:
- Expresión de las emociones.
- Peticiones y declaraciones a nivel preverbal.
- Gestos simbólicos.
- Inicio del juego de ficción.

La expresión de la emociones se da de manera no intencionada, a la que el adulto pone significación respondiendo a manifestaciones del niño. El poder poner un significado a la expresión del niño surge del vínculo establecido entre el niño y el adulto.

Las primeras peticiones que realizan los niños en relación a objetos presentes en el entorno físico (es de carácter perceptual, preverbal), que se transforman en gestos simbólicos cuando el niño comienza a referirse a objetos ausentes. Este es el primer paso en la producción de significados ó semiosis (de carácter verbal). Esto se da alrededor de los 7 u 8 meses. A los gestos se le suman sonidos, que si bien son poco discriminados, están llenos de contenido emocional.

Poco a poco, las imágenes de representación van siendo cada vez más definidas y discriminadas. Las elabora y guarda en la memoria y empieza a ser capaz de evocarlas fuera de un contexto perceptivo directo.

En este momento, empieza a ser necesario elaborar palabras-códigos que se asocien a los gestos producidos y a los objetos que ya discrimina, que puede evocar sin verlos y que necesita identificar para indicar a sus padres lo que quiere. Empieza a tener necesidad de elaborar códigos de lenguaje que representan el objeto o la persona a los que quiere referirse.

Alrededor de los tres años descubre que puede establecer relaciones causa-efecto y empieza a utilizar los elementos que hay en su entorno para conseguir sus objetivos. Empieza a hacer "Uso de su lenguaje".

El niño descubre el poder del lenguaje. Los signos y las palabras son para el niño un medio de contacto social con las personas y, muy pronto descubre la relación que existe entre el lenguaje, la acción, las reacciones y las consecuencias.

El lenguaje se **desarrolla** con leyes propias, en diferentes etapas e indicadores de cada una de las etapas. La **Maduración biológica,** donde se asienta este desarrollo del lenguaje está **determinada** genéticamente y sus etapas se cumplen de manera inexorable.

Los **Procesos de aprendizaje** resultan de la interacción del niño con el medio y los resultados obtenidos son individuales.

II. I La comunicación y el lenguaje en el desarrollo atípico.

En este momento vamos a partir de que el lenguaje se aprende y enseña para y a través de la **COMUNICACIÓN** gracias a la **INTERACCIÓN – FEED BACK** del niño con el adulto. MONFORT Y JUAREZ 2008.

Cuando el niño presenta una alteración que puede ser motora, perceptiva (auditiva/ visual), intelectual, del lenguaje o en la interacción social sucede un retraso en el desarrollo de diferentes funciones, y esta alteración interfiere de una manera u otra en los procesos de aprendizaje.

La presencia de esta alteración en el niño interfiere también en la interacción ó feed-back entre el niño y el adulto. Podemos tener un niño muy pasivo, con poca ó escasa manifestación de sus necesidades, o un niño excesivamente irritable al que es muy difícil consolar, sin saber en realidad qué le molesta. En ambos casos no sabemos qué podemos hacer para satisfacer sus necesidades.

También puede presentarse un niño con mucha intención de comunicarse pero con un código ininteligible, lo que hace que la comunicación sea deficiente o poco efectiva.

Es en estos casos atípicos en el desarrollo, donde las situaciones de interacción entre el niño y el adulto no se dan de manera natural, se puede decir que el desarrollo de la comunicación y el lenguaje también son atípicos.

Es aquí donde se plantea el primer objetivo de la intervención terapéutica.

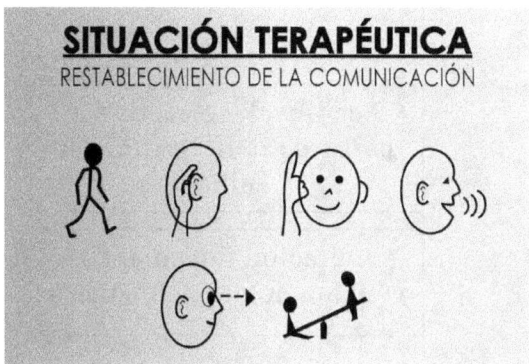

Este primer objetivo es el restablecimiento de la Comunicación, donde la estrategia será la utilización de la comunicación aumentativa.

Este primer objetivo tiene que ver con aprender cómo comunicarse con este niño, sin lenguaje, a encontrar conductas expresivas a las que transformaremos en conductas comunicativas portadoras de significado, ó a brindarle un código no verbal que le permita comunicarse de manera efectiva.

En esta situación terapéutica, consideramos que la situación de interacción comunicativa o de feed.back debe surgir del adulto, como lo plantea Monfort y Juarez (2008) en la situación II:

```
┌─────────────────┐
│   Situación II  │
└─────────────────┘
┌──────────────────────┐
│ Iniciativa del adulto│
└──────────────────────┘
┌──────────────────────────┐
│ espontánea por parte del │
│          niño            │
└──────────────────────────┘
┌──────────────────────────┐
│  Feed-back correctivo a  │
│ partir de la imitación del│
│          niño            │
└──────────────────────────┘
┌──────────────────────────┐
│  Imitación inmediata o   │
│ mediata del modelo adulto│
└──────────────────────────┘
```

Es en esta situación atípica de comunicación donde el adulto debe tomar la iniciativa, dando modelos, interpretando conductas, poniendo significado a las expresiones del niño para que éste pueda de una manera u otra lograr una imitación y se pueda producir el feed-back a partir de esta imitación.

A partir de este momento es donde ponemos en juego los diferentes elementos que pertenecen a los sistemas de comunicación aumentativa-alternativa (SCA) como un "recurso" o "estrategia" en la situación terapéutica con el objetivo de restablecer la comunicación del niño.

Los SCA no se utilizan como sistemas cerrados. Utilizamos los elementos del sistema como un "recurso terapéutico", como estrategia donde los objetivos planteados están orientados al restablecimiento ó al establecimiento de la comunicación entre el niño y el adulto.

Ahora seguramente surge una pregunta: ¿Qué prerrequisitos son necesarios para comenzar con la estrategia de la comunicación aumentativa?. Para responder a esto haremos pie en el desarrollo de la comunicación y el lenguaje típico, en lo planteado anteriormente en relación a la definición de comunicación.

Los objetivos de intervención en esta instancia pueden ser tan rudimentarios como el significar las conductas del niño y establecer un vínculo para poder interpretar lo que el niño "dice" de otra manera. Con conductas, o con un lenguaje ininteligible.

Monfort y Juarez (2007) enumeran una serie de principios para tener en cuenta en la intervención terapéutica en niños con Trastorno Específico del Lenguaje (TEL). Son principios generales que pueden regir cualquier tipo de intervención relacionada con el lenguaje y la comunicación, pero que se consideran de suma importancia en casos donde el aprendizaje del lenguaje resulta tan dificultoso.

Según lo manifiestan en la bibliografía "no están ordenados con una jerarquía determinada, ni son nuestros ni son de nadie. Todos son importantes y han sido recopilados de múltiples lecturas y puestos en práctica en la experiencia clínica". Monfort y Juarez, 2007. Los niños disfásicos.

Estos principios deben respaldar nuestra intervención desde la interdisciplina, esto quiere decir que todo profesional que aborde a un niño con TEL los tendrá como base en su plan de trabajo.

Los principios generales de la Intervención son (Monfort y Juarez, 2007):

- Principio de Intensidad y Larga Duración.
- Principio de Precocidad.
- Principio Etológico
- Principio de Prioridad para la Comunicación.
- Principio de Potenciación de las Aptitudes.
- Principio de Multisensorialidad.
- Principio de referencia al desarrollo normal.
- Principio de la Dinámica de Sistemas Facilitadores.
- Principio de la Revisión Continua.
- Principio de ajuste del tiempo.

A continuación haremos referencia brevemente a cada uno de ellos.

Principio de Intensidad y Larga Duración: en una alteración profunda y estructural del aprendizaje del lenguaje, se debe proyectar la intervención durante varios años y esta intervención debe ser intensiva, estable y continua. Esto debe estar claro desde un principio, tratando de no generar falsas expectativas.

Principio de Precocidad: la intervención temprana es la que nos permitirá contar con una "plasticidad cerebral" mayor, de cara a posibles reorganizadores funcionales. Es por esto que ante la presencia de indicadores de un desarrollo atípico en muy importante la consulta temprana y el abordaje temprano.

Principio Etológico: la intervención debe tener en cuenta al niño y a su familia como partícipes del proceso de construcción comunicativo lingüístico. Uno de los objetivos de la terapia es informar y formar a la familia del niño en cada etapa del tratamiento. Estamos trabajando en la comunicación y como vimos en el capítulo 1 la comunicación es dinámica e implica a un emisor, receptor dentro de un contexto.

El trabajar con comunicación aumentativa como recurso, implica la enseñanza de un nievo código o la interpretación de conductas. Esto se debe trabajar de manera conjunta con la familia y los diferentes contextos donde se desarrolla su vida, por ejemplo la institución escolar a la que asiste. Si el resto de actores del circuito de la comunicación no conocen el código, la comunicación seguirá siendo atípica y no estaremos logrando el objetivo planteado.

Principio de Prioridad a la Comunicación: Teniendo en cuenta a Vigotzky y Bruner, en Monfort y Juarez (2007), sobre la idea de que "el lenguaje se desarrolla por y para la comunicación", es que se intenta mantener en cada actividad y en cada procedimiento de aprendizaje el mayor grado posible de funcionalidad comunicativa, tal como ocurre en el desarrollo típico. Ciertos trastornos graves provocan un enorme desfasaje en el desarrollo del lenguaje. En estos casos se considera de suma importancia efectivizar la comunicación No Verbal, con estrategias de Comunicación Aumentativa hasta tanto el lenguaje oral aparezca o logre ser inteligible. También debemos remitirnos a los modelos interactivos descriptos anteriormente y que estos se lleven a cabo en ambientes o contextos funcionales para que el niño logre comprender lo que le estamos enseñando y pueda generalizarlos.

Principio de Potenciación de las Aptitudes: Teniendo en cuenta los aportes de Borel-Maisonny (Monfort y Juarez 2007), es de suma importancia poder reconocer los aspectos o las funciones que se presentan con mejores niveles de desarrollo para potenciarlos al máximo y valorar en qué medida nos pueden servir para la construcción del lenguaje. Es característico en los niños con TEL que la memoria visual o la expresión mímico facial suelen aparecer con valores normales o incluso superiores a la media. Es por esto que los recursos visuales tales como los pictogramas o algunos gestos o señas son los signos más apropiados para lograr mayor comprensión o expresión de una idea.

Principio de Multisensorialidad: Es muy común en los niños con TEL que presenten dificultad en el análisis de la información que les llega por vía aditiva, sobre todo si viene de forma secuencial. Es por esto que se recomienda utilizar como vía de refuerzo el canal visual y el táctil. No se debe esperar al fracaso de la vía auditivo-verbal para la utilización de este principio. Se ha demostrado que la introducción precoz de estas ayudas potencia el desarrollo del lenguaje oral y que en la medida en que al niño le resulten innecesarias, desaparecen de su repertorio.

Principio de Referencia al Desarrollo Normal del Lenguaje: Los contenidos de los planes de tratamiento deben estar inspirados y ordenados según la secuencia del desarrollo del lenguaje del niño típico. Incluso los objetivos planteados para el restablecimiento de una comunicación efectiva deben tener como base los modelos de interacción planteados anteriormente. Por otro lado, todo niño aprende jugando y experimentando. Es por esto que es de suma importancia generar situaciones terapéuticas que se basen en el juego y priorizar aquel juego que motiva más. De esta manera tendremos toda su atención y colaboración. Al principio sus juegos, como el de todo niño, son de tipo exploratorio. Poco a poco va logrando esquemas de simbolización para luego tener un juego muy rico con un nivel de simbolización que crece de manera continua.

Principio de la Dinámica de Sistemas Facilitadores: Como se habitúa hacer en el desarrollo de un niño típico, en los niños con TEL también se deben brindar las "ayudas y facilitaciones" que necesita para evolucionar. Muchas veces estos niños son tildados de "vagos para hablar" y los padres suelen recibir consejos de no dar facilidades porque sino el niño se acostumbra a ellas y "no hablará nunca". La adquisición del lenguaje no es el resultado de un esfuerzo consciente para aprender y no requiere del ejercicio de la voluntad dirigida a esto. Es por esto que la velocidad de aprendizaje no depende de las ganas o no que tenga de hablar bien. El niño que no habla en momentos del desarrollo es porque "no puede" y **no** porque "no quiere".

Principio de Revisión Continua: Es necesario realizar una revisión de los objetivos planteados y los resultados obtenidos para poder adecuar nuestro trabajo a cada momento de evolución.

Principio de Ajuste del Tiempo: Los niños con TEL necesitan varios segundos para responder a una demanda, sobre todo si es verbal. También se produce un enlentecimiento de la comprensión de las consignas verbales. Es por esto que tanto en la presentación de estímulos como en la espera a las respuestas debe ajustarse el tiempo en función a las necesidades del niño.

Cada uno de estos principios deben estar presentes en la selección y planificación de las estrategias terapéuticas para los trastornos de la comunicación y el lenguaje, lo que va a permitir tener una mirada global, potenciando lo que puede, sin focalizarnos solo en el déficit, con el objetivo de efectivizar la comunicación de la persona con quienes lo rodean.

El nivel de especificidad que logremos dependerá del código que se pueda utilizar. De esto también dependerá el nivel de abstracción al que se llegue. Lo importante es lograr el aprendizaje de nuevos códigos como estrategias de comunicación efectiva hasta llegar al lenguaje oral en la medida de lo posible.

CAPITULO III

SISTEMAS DE COMUNICACIÓN AUMENTATIVA (SCA)

En este capítulo partimos del principio de que todos los alumnos son "educables", no existe ningún usuario que de acuerdo al grado de discapacidad que tenga no pueda beneficiarse de la Comunicación Aumentativa Alternativa.

Antes de comenzar a hablar de Comunicación Aumentativa Alternativa, tenemos que partir del principio de educabilidad, pues tan solo si partimos de la idea de que no existe ningún niño, ninguna persona sin esta posibilidad, estaremos en condiciones de trabajar la comunicación convencidos de que los cambios siempre son posibles.

La educación es un bien al que todos tienen derecho [...] Los fines de la educación son los mismos para todos, independientemente de las ventajas o desventajas de los diferentes niños.

Estos fines son, primero, aumentar el conocimiento que el niño tiene del mundo en que vive, al igual que su comprensión imaginativa tanto de las posibilidades de ese mundo como de sus propias responsabilidades en él; y, segundo, proporcionarle toda la independencia y auto eficiencia de que sea capaz, enseñándole con este fin lo necesario para que encuentre un trabajo y esté en disposición de controlar y dirigir su propia vida. Evidentemente, los niños encuentran diferentes obstáculos en su camino hacia ese doble fin; para algunos, incluso los obstáculos son tan enormes que la distancia que recorrerán no será muy larga. Sin embargo, en ellos cualquier progreso es significativo" (INFORME WARNOK citado en MENDÍA GALLARDO 1999).

La Comunicación siempre es posible, sin excepciones existen SCA *con* apoyo externo y sistemas *sin* apoyo externo, dependiendo de la necesidad o no que tenga el usuario para comunicarse.

Los SCA con apoyo, se orienta a mejorar el *output* o producción del habla, de ahí que recurren a sistemas ortográficos, pictográficos e informáticos, suplan en todo o en parte las deficiencias expresivas o articulatorias del alumno.

Los SCA sin apoyo, como sistemas organizados se remontan varios siglos atrás, y surgieron como ayuda para desarrollar el lenguaje y el habla, estos sistemas, tienen la ventaja de ser mas manejables, dinámicos, autónomos y económicos que los SCA con apoyo. Pero tienen la desventaja que desaparecen en el tiempo, igual que el habla, y por lo tanto adquieren mayores capacidades cognitivas, sobre todo en memoria a corto plazo, como ocurre con los diferentes sistemas manual y gestual.

Por lo contrario los SCA con apoyo requieren instrumentos, a veces complicados y costosos, que acarrean a veces problemas de espacios y mantenimientos, pero tienen la ventaja de ser más estables y facilitan el procesamiento de la información y comunicación. Requieren menos esfuerzo cognitivo y menores habilidades motrices. Además suelen ser más sencillos y comprensibles. Santiago Torres Montreal. 2001.

III. I Comparación de los SCA.

La exposición comparativa de las ventajas y desventajas entre los sistemas de comunicación sin ayuda gráfica y con ayuda gráfica está fundamentada tomando como referencia los trabajos de Lloyd y Karlan (1983) bibliografia, el cuadro comparativo entre los sistemas gestuales y gráficos de Juárez y Monfort. 1989.

A. Sistemas de comunicación sin ayuda gráfica

- - No precisan de unos niveles cognitivos previos en algunos de los Sistema sin Ayuda, pues por su metodología de enseñanza se adecuan a la necesidad del usuario.
- Se pueden iniciar desde edades muy tempranas.
- Son menos abstractos que los sistemas pictográficos.
- Son más accesibles, ya que la persona siempre lleva las manos consigo para poder signar, lo cual facilita la comunicación en cualquier contexto y situación.
- Se requiere que la persona que signa disponga de alguna motricidad para realizar los
- signos, (aunque siempre los signos se pueden adaptar a las posibilidades motrices del usuario).
- El proceso comunicativo puede ser bastante rápido.
- Requieren mucha atención por parte del interlocutor, pues no quedan escritos ni grabados sino representados en el espacio.
- Exigen del interlocutor el conocimiento de los signos, con lo cual en ocasiones la
- Comunicación no se puede generalizar a muchas personas si no hay una sensibilización de las personas del entorno cercano al niño.

B. Sistemas de comunicación con ayuda gráfica

- Para alumnos con graves problemas motrices puede suponer una respuesta comunicativa, puesto que hay muchísimas adaptaciones para que el alumno pueda señalar (con la cabeza, con los pies, aprovechando cualquier resto motor de alguna otra parte de cuerpo etc.).
- El principal problema es que el usuario siempre ha de ir con su ayuda para poder comunicarse, ante lo cual habrá momentos del día donde no se le posibilite la comunicación.
- El proceso comunicativo se hace más lento.
- Requieren cierta atención y habilidades de discriminación visual.
- Exigen menos atención del interlocutor, pues al señalar el alumno, el adulto dispone de mayor tiempo para recibir el mensaje.
- Son más sencillos para las demás personas, ya que suelen llevar salida de voz que traduce los mensajes, o bien las letras correspondientes al pictograma seleccionado, ante lo cual con unas mínimas nociones acerca del sistema se puede conseguir una comunicación fluida.

Resaltar que lo importante no es el aprendizaje del SCA, los Sistemas son un medio para la comunicación, pero no un fin en sí mismos. Lo importante es que el alumno adquiera un repertorio de destrezas que le posibiliten interaccionar con su entorno. De esta premisa se deriva la posibilidad de que se adapten los sistemas, se simultaneen con otros o se individualicen en función de las necesidades de cada usuario.

En definitiva lo que nos interesa sea un método con ayuda o sin ella, es que el alumno consiga una comunicación funcional, espontanea y generalizable.

III.II Clasificación general de los SCA

Sin ayuda	• Alternativos • Aumentativos • Alternativos/aumentativos	Ej: dactilología Ej: LPC y el bimodal Ej: gestos naturales, LSA
Con ayuda	• SOC (ortografía) • SIC (informática) • SPC (pictografía)	Silabarios Comunicadores SPC, Bliss, Pécs, Rebús...

Torres Montreal año 2001.

Los SCA tienen elementos constituyentes, y procedimientos para su aprendizaje y aplicación:

1. *objetos manipulables*: juegan un papel fundamental en las primeras etapas del desarrollo lingüístico de bebes y niños, el usuario debe percibir la información a través de los sentidos. Y con ello se van a apropiado cualidades o rasgos de los objetos, como consistencia, temperatura, forma, color, tamaño, etc.
2. *fotos o imágenes*: la fotografía de los objetos reales es un recurso que llena un espacio por su economía en diferentes niveles, igual que los objetos aquí se debe empezar con las fotos de mejor calidad y tamaños para luego ir agregando elementos, de la misma forma se utiliza para las imágenes que pueden ser blanco y negro o en color de acuerdo a la necesidad del usuario.
3. *pictogramas*: son dibujos a distinto nivel de realismo en relación con el concepto representado, incluso los hay muy abstractos.
4. *ortografía*: recurren de alguna manera a los signos del abecedario, su gran versatilidad y su carácter generativo, usuario debe tener varios condiciones impuestas para optar por esta.
5. *mímica natural*: son los gestos de apoyo que todos los hablantes hacemos, en mayor o menor medida, durante

el acto comunicativo, es algo connatural ala comunicación humana, donde el cuerpo esta mandando mensajes continuamente al hilo de la comunicación oral.

Retomando de la clasificación sobre SCA antes descripta, es que se realizara en este capítulo una breve reseña sobre algunos de los sistemas alternativos aumentativos de comunicación pudiendo ser usados estos en cualquier niño, joven y/o adulto privado de la habilidad del lenguaje oral. También es importante tener presente su aplicación y uso ya que ser utilizado como **Sistema o Recurso**, es primordial en la habilitación o rehabilitación de la comunicación de un beneficiario.

Para ello es imprescindible la valoración funcional de habilidades tanto comunicativas como lingüísticas, como también de otros aspectos necesarios para la incorporación de un SCA.

La Selección y Aplicación de un **Sistema** deberá ser oportuna ya que este, será el mediador para que el beneficiario pueda llevar a cabo actos de inter e intra comunicación. Siendo el mensaje el común denominador tanto para el Emisor, como para el Receptor.

Al finalizar la descripción de los sistemas de comunicación abordados en el presente libro; a modo de síntesis se encuentra, un cuadro que especifica, el signo que allí se utiliza, las funciones de la comunicación y el circuito de comunicación que se pretende trabajar, donde se remarco los aspectos de la comunicación que se priorizan con el uso de cada sistema.

III. III PEC Sistema de Comunicación por Intercambio de imágenes.

Este sistema fue diseñado para ser usado en niños de edad preescolar con autismo, desordenes socio- comunicativos que no desarrollan un lenguaje expresivo y comprensivo funcional o socialmente aceptable. Esto quiere decir niños que no hablan en absoluto o lo hacen solamente de manera auto estimulatoria, o con síntomas lingüísticos ecolalicos.

Este sistema en primer momento fue utilizado en niños de 18 meses, por lo que en la actualidad ha sido modificado y se utiliza con individuos de todas las edades (incluyendo personas adultas) con amplios desordenes comunicativos.

El sistema de comunicación por intercambio de imágenes (PECS) fue desarrollado por el *Delaware Autistic Program*, en respuesta a las dificultades que se experimentaron por muchos años, al probar con una variedad de programas de entrenamiento de comunicación en alumnos con autismo.

Este sistema proporciona a los niños muy pequeños un medio de comunicación dentro de un contexto social.

A los niños que utilizan el PECS se les enseña a aproximarse y entregar la figura del ítem deseado a la otra parte involucrada en la comunicación. Haciéndolo de esta manera el niño inicia un acto comunicativo por un resultado concreto dentro de un contexto social.

PECS empieza con la enseñanza de habilidades comunicativas funcionales para el niño con déficit socio comunicativos. Enseña una comunicación espontanea.es importante que el niño aprenda desde el comienzo del entrenamiento a iniciar intercambios comunicativos. Este cambio es logrado mediante la utilización de estrategias específicas diseñadas para limitar y controlar la cantidad y tipo de instigación o ayuda que se emplea. LORI A. FROST, M.S.,CCC/SLP, ANDREW S.BONDY PH.D. (1994)

Enseñanza de PECS.

Durante todo el entrenamiento con PECS se utiliza una variedad de técnicas conductuales de enseñanza. Esto significa que se da una consideración cuidadosa tanto a las instigaciones (ayudas) que se brindan antes que una conducta o respuesta esperada tenga lugar, así como a las consecuencias sociales y/o tangibles que siguen a la conducta. Tales técnicas incluyen el encadenamiento hacia atrás, el moldeamiento, la instigación anticipada, la instigación demorada y el desvanecimiento de instigadores físicos.

<u>Evaluar los reforzadores.</u>

Ya que el entrenamiento de la comunicación dentro de PECS comienza con actos funcionales que ponen al niño en contacto con reforzadores eficaces; el entrenador debe averiguar a través de la observación constante lo que el niño desea: esto se hace mediante la evaluación de reforzadores:

De esta forma se determina que elementos son: Muy *preferidos, Preferidos y No preferidos.*

1. presentar al niño un grupo de elementos (entre 5 u 8 a la vez) entre ellos alimentos y juguetes, determinar aquel elemento que el niño se acerca viva y reiteradamente o trata de agarrar. Se califica a estos ítems como Preferidos.
2. retire el ítems después de que el niño lo haya seleccionado por lo menos 3 veces, y apuntarlo como el *mas preferido* y continué la evaluación con los ítems que quedan. Debe determinar un grupo con 3 a 5 ítems como los *mas preferidos*. Este procedimiento debe realizarse tanto con alimentos como con juguetes.
3. empleando los juguetes y los alimentos continué con la evaluación a fin de calificar dichos elementos como *Muy preferidos, Preferidos y No preferidos.*

Tenga en cuenta para la selección de los ítems, ya sea la edad de los niños y los intereses que presente.

Fases de PECS

El PECS consta de 6 etapas de instrucción, siendo estas enseñadas consecutivamente, una vez que el niño tenga consolidada la fase anterior es enseñada la fase siguiente:

Fase I *El intercambio Físico*
Ambiente de entrenamiento, el alumno y dos entrenadores están sentados a la mesa de entrenamiento. Unos de los entrenadores esta detrás del alumno y otro enfrente de el. El ítems mas preferido esta disponible pero ligeramente fuera del alcance del alumno. La figura del ítem se encuentra sobre la mesa entre el alumno y el ítem deseado.

Durante esta fase no se emplean instigaciones verbales. Dos entrenadores son necesarios para esta fase. Disponga de por lo menos 10 o 15 oportunidades durante el día para que el alumno efectúe el pedido.

Se debe guiar físicamente al alumno a recoger la figura, y extender la mano y entregar la figura.

Conteste como si el alumno hubiese hablado.. Ej.:"… si le entrega una figura de Coca, debemos contestar.. Ah querías tomar coca, toma la coca.."

En esta etapa es importante reforzar siempre cada intercambio exitoso. Este no es momento de decir NO.

Fase II *Aumentando la Espontaneidad*
Ambiente de entrenamiento, pegue la figura de un ítems de mayor preferencia con velcro a un tablero de comunicación, el alumno y el entrenador están sentados a la mesa como en la Fase I.

Objetivo Final, es que el alumno va a su tablero de comunicación, despega la figura, va hacia el adulto y suelta la figura en la mano de este. A medida que se cumpla el objetivo el entrenador comenzara a ir alejándose paulatinamente del alumno, hasta lograr una distancia considerable dentro de la misma habitación en que se este realizando el intercambio.

En esta fase no se emplean instigaciones verbales.

Deben ser enseñadas una variedad de figuras, presentadas de una por vez..

Se debe usar la guía física para enseñar al alumno a retirar la figura.

Es importante en esta etapa que el alumno no escuche un *"NO o NO TENGO EN ESTE MOMENTO"* ya que es una etapa de aprendizaje y el mismo debe ser siempre exitoso. En esta fase el alumno debe ir y encontrar las figuras que ya fueron enseñadas.

Se sugiere preparar tableros de comunicación empleando carpetas pequeñas de entre 2 y 3 argollas, cuadernillos, tableros pequeños y firmes, ya que este material podrá el alumno manipularlo sin asistencia de otra persona, teniendo siempre presente que alumno beneficiario del mismo, no presente perturbaciones motrices que le impidan realizarlo.

Fase III Discriminación de la Figura

Ambiente de entrenamiento: el alumno y el entrenador están sentados en la mesa, uno frente al otro. Tienen disponibles varias figuras de ítems deseables (muy preferidos) así como figuras de ítems no deseables (no preferidos) .

El objetivo final, es que el alumno pueda solicitar los ítems deseados, dirigiéndose al tablero de comunicación, seleccionando la figura deseada de un grupo de ellas, acercándose hacia el otro miembro de la comunicación y entregando la figura que obtuvo.

En esta fase tampoco son utilizadas instigaciones verbales.

Es importante variar la posición de las figuras en el tablero, hasta que alumno pueda dominar la discriminación de las figuras.

Primero debe ser enseñada la figura relevante y una inapropiada en el contexto.

Se debe tener certeza de que los pedidos del alumno correspondan a sus acciones.

Como el tablero de comunicación comienza a llenarse

es recomendable comenzar hacer las figuras más pequeñas la graduación se ira haciendo en función a las necesidades del alumno.

Si el alumno comete un error durante el entrenamiento de la discriminación de la figura es convenientente evitar decir NO, si el alumno le da… *un par de medias…* se le dirá… *un par de medias queres?...* cuando el alumno reaccione al recibir este ítems, se debe señalar la figura correcta en el tablero de comunicación y decir … *si quieres tomar coca, debes pedir una coca…*

Fase IV Estructura de la Frase.

Ambiente de entrenamiento: debemos tener el tablero de comunicación, con varias figuras disponibles en el, una "tarjeta porta frase" que puede ser fijada con velcro en el tablero de comunicación y a la cual se pueden adherir figuras, una figura *"yo quiero "* y objetos / actividades reforzantes. En vista a que el alumno está incrementando su vocabulario, las figuras en el tablero de comunicación pueden estar dispuestas en categorías generales para una recuperación más fácil

El objetivo final: es que el alumno solicita ítems que están presentes y otros que pueden no estar, empleando una frase con palabras multiples, escogiendo un símbolo o figura de " yo quiero ", poniéndolo sobre una tarjeta porta frase del tablero de comunicación. Para el final de esta fase el alumno tiene generalmente de 20 a 50 figuras en el tablero de comunicación y se estaría comunicando con una amplia variedad de personas.

Se debe continuar las verificaciones periódicas de correspondencia.

Con la tarjeta porta frase ubicada del lado izquierdo del tablero de comunicación *"yo quiero "* se le va añadiendo una nueva habilidad por vez para que el alumno no confunda cual es la acción a realizar y este procedimiento no se automatice.

Se debe comenzar a crear oportunidades, para que el alumno pida ítems/actividades que no estén a la vista, con el tiempo el alumno comenzara a pedir ítems que saben están disponibles pero que no están a la vista.

No debe preocuparse si en primera instancia el alumno pone en orden la figura porta frase " *Yo quiero* " y el sustantivo debe ser ayudado masivamente y luego ir desvaneciendo la ayuda. si persiste en el tiempo la dificultad debe ser codificada la tarjeta *"Yo quiero"* con algún color determinado para que pueda identificarla rápidamente.

Fase V Respondiendo a " ¿Que deseas?"

Ambiente de entrenamiento: en el tablero de comunicación la figura " yo quiero " y las figuras de los ítems deben estar disponibles. También deben estar disponibles varios ítems reforzantes; pero que sean inaccesibles.

El objetivo final: el alumno puede pedir en forma espontánea una variedad de ítems y contestar a la pregunta ¿ *que deseas* ?

En esta etapa es importante continuar reforzando verbal y tangiblemente cada respuesta correcta.

Debe ser usada la instigación demorada para el entrenamiento durante esta fase. El alumno debe aprender a "ganar" a la instigación.

Una vez que el alumno pueda ganar constantemente a la instigación, combine sistemáticamente las oportunidades para pedir en forma espontánea y responder a la pregunta ¿que deseas? el alumno debe hacer ambas cosas sin instigación.

Es necesario de por lo menos crear 20 oportunidades por día para que el alumno pueda hacer su pedido durante las actividades funcionales.

En esta fase muchos niños ya están haciendo contacto ocular mientras entregan la figura a su entrenador. Si el niño no está haciendo contacto ocular, la siguiente secuencia de entrenamiento resultara más eficaz.

Es importante estimular el pedido espontáneo por parte del alumno usuario ¡no olvidar!

Fase VI Respuestas y comentarios espontáneos.

Ambiente de entrenamiento: tener disponible el tablero de comunicación con la figura *"yo quiero"* «yo veo» y la figura *"yo tengo"*. Tenga también disponible varios ítems de menor preferencia de los cuales el alumno ya aprendió la figura.

Objetivo Final: el alumno contesta apropiadamente a la pregunta *¿que deseas? ¿Que ves? ¿Qué tienes?* así como ir incorporando preguntas similares que se hacen al azar.

En esta etapa es conveniente reforzar cada acto comunicativo con reforzamiento social y tangible para los pedidos, y de tipo social para los comentarios.

Crear por lo menos 20 oportunidades por día con el fin de que el alumno efectué el pedido o comente durante las actividades funcionales.

Este es el paso más difícil en PECS, por lo cual es conveniente tener paciencia y seguir al alumno en todos aquellos mínimos detalles que pueda realizar mientras se esté enseñando.

Se recomienda usar aquí ítems de baja preferencia para empezar.

Se comienza haciendo de una pregunta por ves y esperar la respuesta que tenga el alumno, es importante aquí usar la instigación demorada.

Una vez que el alumno haya aprendido debe empezar a realizarse las tres preguntas simultáneamente dándole la opción para que pueda elegir y responder.

Aquí el alumno está aprendiendo a comentar una pegunta por lo que no es conveniente usar ítems altamente reforzantes, esto es importante realizarlo ya que el niño debe aprender la diferencia entre *pedir y comentar.*

Resumen

PECS		
SIGNO/CODIGO	*FUNCIONES*	*CIRCUITO*
NO VERBAL • Reacción motora • Representativos: objetos, fotos • Pictogramas • ideográficos • Señas / gestos	Interpersonal-conativa: • Instrumental. • Reguladora. • Interaccional. • Personal.	• INESPECIFICA • FUNCIONAL
VERBAL • Oral • Escrita • Lectura	Ideico-representativas: • Heurística. • Imaginativa. • Representativa.	• ESPECIFICA • GENERALIZABLE

III. IV Sistema BLISS

El método de Charles Bliss, es un sistema (simbólico grafico - visual), de gran simplicidad y no es necesario haber adquirido la lectura para poder usarlo. En la prelectura el Bliss podrá usarse para identificar objetos sencillos y expresar ideas y sentimientos.

Los símbolos pueden combinarse de diferentes maneras, para formar nuevos significados con lo que se crea un sistema complejo, capaz de expresar ideas diferentes. Cada símbolo bliss, tiene un significado lógico, ya sea que aparezca solo o en combinación con otros símbolos lo que hace mas fácil su comprensión y así su aprendizaje. Cada uno de los elementos que componen el símbolo, tienen una referencia directa con el significado. Esto es una gran ventaja para los niños que no pueden aprender a leer debido a su poca experiencia en la producción y combinación de sonidos.

Se utiliza muy frecuentemente en personas que presentan dificultades de la expresión oral y que sean susceptibles de adquirir nuevos aprendizajes.

Puede ser aplicado en personas con parálisis cerebral, como también en personas con deficiencia mental, sordas y afásicos.

Las personas con discapacidad, con un entrenamiento previo, son capaces de utilizar este método con mucha habilidad, a través de tableros convencionales, que presentan entre 150 y 400 símbolos aproximadamente, sean sea necesario para el usuario. También con la ayuda de un sistema informático, el rendimiento en el uso de Bliss se puede extender la comunicación con el exterior.

Características del sistema: posibilidad de dar salida a toda la información por diferentes vías, permite poder iniciar el proceso comunicativo, sin tener que ganar la atención visual del interlocutor.

La permanencia en el tiempo del acto comunicativo; promueve un aumento en la velocidad de transmisión; facilita la organización e información de forma individualizada y de esta forma aumentar las opciones comunicativas.

Retroalimentación objetiva y constante, al permitir al usuario escuchar y/o escribir su propio mensaje.

Requisitos y Habilidades necesarias para utilizar BLISS.

Habilidades Cognitivas: están son propias del final del periodo preoperatoria o principio del periodo de las operaciones concretas, el usuario de este sistema ha de saber comprender que una representación simbólica visual, puede servir como señal comunicativa.

Discriminación visual: de forma tamaño y orientación.
Buena comprensión auditiva y visual.
Capacidad para seleccionar e indicar el símbolo elegido.

Caracteristicas del BLISS.

Indicado para personas que aun no están preparadas para la utilización del alfabeto gramatical y necesitan un vocabulario extenso.

Permite crear nuevos símbolos combinando un vocabulario extenso.

Es de fácil memorización, dado que incluye símbolos pictóricos.

Contribuye a mejorar el desarrollo global del niño o del sujeto que lo utilice.

Como sistema de comunicación, posibilita la interacción en el medio, con el cual aumenta la estima personal social del usuario.

Se agrupan en categorías para ser usado; que se identifican por colores:

Nombres: Naranja.
Personas: Amarillo.
Verbos: Verde.
Adjetivos: Azul.
Sociales: Rosa.

Aspectos graficos del sistema BLISS

El sistema es grafico, basado en significados, proviene de las formas geométricas y de los segmentos de esta (circulo, cuadrado y triangulo) existen formas adicionales que son de tamaño completo. (Corazón). Se utilizan también símbolos internacionales: números, signos de puntuación, flechas en diferentes posiciones, etc.

El significado del símbolo está definido por: la configuración del símbolo, tamaño, posición en relación a la línea del cielo y la línea de tierra, orientación y dirección de la forma, distancia entre los elementos, tamaño del ángulo, referencia posicional (debajo, encima, olvidar, aprender, etc.), números, signos de puntuación, situación del localizador, indicadores los mas utilizados, plural, atributo, infinitivo, presente, pasado, contrario a, etc.

Tableros de Comunicación

Los símbolos se van agrupando en un tablero de comunicación con un orden que favorezca el desarrollo de una buena estructuración sintáctica. Este tablero es el que el usuario llevara siempre para comunicarse y que se irá ampliando en función de sus nuevos aprendizajes.

Resumen

SISTEMA BLISS		
SIGNOS	_FUNCIONES_	_CIRCUITO_
NO VERBAL • Reacción motora • Representativos: objetos, fotos • Pictogramas • ideográficos • Señas / gestos	Interpersonal-conativa: • Instrumental. • Reguladora. • Interaccional. • Personal.	• INESPECIFICA • FUNCIONAL
VERBAL • Oral • Escrita • Lectura	Ideico-representativas: • Heurística. • Imaginativa. • Representativa.	• ESPECIFICA • GENERALIZABLE

III. V Habla Signada Benson Schaffer (Comunicación Total)

El programa de habla signada para alumnos no verbales, es un Programa de comunicación total, diseñado para fomentar en tres partes o áreas el desarrollo del Lenguaje signado espontáneo en primer lugar, seguido del habla signada espontánea, y finalmente, del lenguaje verbal espontáneo.

Los términos Habla Signada y Comunicación total, hacen referencia al uso simultáneo de signos y palabras y a las técnicas de enseñanza que tienen que ver con su producción.

El objetivo de este programa es ayudar a alumnos no verbales a utilizar el lenguaje tan libre y creativamente posible.

El programa de área signada favorece el lenguaje espontáneo de signos, después el habla signada espontanea, y finalmente el lenguaje verbal espontáneo. Se sigue una secuencia de desarrollo, más o menos semejante al desarrollo lingüístico de los niños normales.

Este programa resulta adecuado para niños retrasados profundos, retrasados severos, retrasados educables, autistas, trastornos emocionales, retrasos del lenguaje moderados y severos, retrasos del desarrollo de preescolares, alumnos afásicos no verbales. Dependiendo de la capacidad del alumno, de la intensidad de la instrucción y del contexto, puede usarse el programa durante dos a seis años del currículo lingüístico.

El objetivo de la enseñanza del habla signada es el lenguaje hablado espontáneo, el habla signada espontánea o el lenguaje espontáneo de signos.

El programa especifica técnicas de enseñanza, contenido de las lecciones, y estructura secuencial. Al principio del entrenamiento se enseña a los alumnos el lenguaje signado, y la imitación verbal (hablan) como habilidades independientes, y después gradualmente aprenden a utilizar su lenguaje signado espontáneamente. Habrán aprendido la espontaneidad cuando signen sin la ayuda de otros, signen en situaciones nuevas, signen egocéntricamente hacia si mismos, signen expresiones o palabras completamente originales o nuevas, y aprendan incidentalmente nuevos signos. Estos alumnos como los normales piden espontáneamente objetos y actividades con signos, describen aspectos de su mundo, inician interacciones sociales, y ocasionalmente siguen una conversación, hacen preguntas y utilizan signos en juego simbólico. (Schaeffer, 1994)

Después de varios meses de signar espontáneamente, muchos alumnos, comienzan por si mismo añadir aproximaciones verbales a sus signos.

Entonces se les enseña a signar y hablar simultáneamente (esto es a usar el habla signada). En un periodo de meses, la espontaneidad de sus signos cambia y llega tanto a ser parte de su habla, que empiezan ocasionalmente a hablar sin signar.

En este punto sus profesores comienzan la enseñanza del habla sin signado y los alumnos continúan por si mismo, ampliando y refinando su lenguaje verbal.

En el programa de Habla signada el orden en que se enseñan las funciones lingüísticas son:

1. Expresión de deseos (petición de objetos y actividades).
2. Referencial (etiquetado, dar nombre, describir).
3. Conceptos de personas (utilizando los nombres de la gente, expresando emociones, usando discursos directos).
4. Pregunta o petición de información (preguntar y contestar preguntas relacionadas con la búsqueda).
5. abstracción (aprendizaje de pronombres, valores de verdad si – no lectura y habilidades numéricas.

El signo inicial que se le enseñe a un alumno le posibilita expresar un deseo, mediante una petición. Por lo tanto deberá representar a un alimento, actividad, juguete u otro objeto intensamente deseado.

Componentes de un Signo

Los tres componentes de un signo son posición, configuración o forma de la mano y movimiento final.

La enseñanza del signo inicial, debe ser realizada a través del moldeamiento, para ello se deben agarrar las manos del alumno y formar con ellas completamente el signo. Se debe enseñar a signar con su mano dominante.

Desvanecimiento de las ayudas

Cuando el alumno empiece a signar espontáneamente de Manera gradual, desvanezca y vaya retirando su ayuda: primero del movimiento final, después de la posición de la mano, y finalmente de la forma de la mano.

Resumen

COMUNICACIÓN TOTAL – PROGRAMA DE HABLA SIGNADA		
SIGNOS	*FUNCIONES*	*CIRCUITO*
NO VERBAL • Reacción motora • Representativos: objetos, fotos • Pictogramas • ideográficos • Señas / gestos	Interpersonal-conativa: • Instrumental. • Reguladora. • Interaccional. • Personal.	• INESPECIFICA • FUNCIONAL
VERBAL • Oral • Escrita • Lectura	Ideico-representativas: • Heurística. • Imaginativa. • Representativa.	• ESPECIFICA • GENERALIZABLE

III. VI Lengua de Signos

La lengua de signos ha sido desde tiempos lejanos, el recurso natural, para la comunicación dentro de la comunidad sorda, que la aprende de forma natural, y se convierte para ellos en una lengua necesaria, util y practica.

La lengua de signos es una alternativa por su extensión y rango a la lengua oral.

La lengua de signos es un sistema simbólico, signado manual. Los signos manuales son unidades léxicas de carácter logografito, que puedan agruparse en tres categorías:

1. signos deícticos: se caracterizan por *Señalar* aquello que desean, y hacen referencia al discurso.
2. signos representativos: se centran en la mímica natural, para comunicar cuando el conocimiento de la lengua es escaso, o se quiere representar el uso de objetos, acciones, etc.
3. signos arbitrarios: son signos simbólicos, aunque en su origen fueran icónicos o miméticos, hay que aprenderlos

La lengua de Signos como verdadera lengua natural, tiene su gramática propia, tanto a nivel fonológico como a nivel sintáctico.

Al primer nivel corresponden los seis parámetros del signo manual:
- Quirema; forma de las manos.
- Toponema, lugar donde se hace el signo.
- Kinema: movimiento de la mano.
- Kineprosema; la dirección del movimiento.
- Keirotropema; la orientación de la mano.
- Prosoponema: la expresión de la cara.

Al segundo nivel le corresponden las formas para designar, el género, numero, los tiempos verbales, etc. En la sintaxis de la lengua de señas, hay reglas que la diferencian de la sintaxis de la lengua oral; por ej: el orden de los signos en el enunciado es el orden natural en que suceden los acontecimientos, es como una secuencia de película, se usan signos manuales acompañados de expresiones faciales y corporales, porque la información ofrecida en un momento dado puede ser muy variada.

En relación a la lengua de signos, cabe aclarar que en personas con trastornos de la comunicación se utiliza el signo manual como signo aumentativo de comunicación y se estructura la frase con la gramatica de la lengua española. También este se puede combinar y complementar con el lenguaje oral que presente el individuo.

Resumen

LENGUA DE SIGNOS		
SIGNOS	*FUNCIONES*	*CIRCUITO*
NO VERBAL • Reacción motora • Representativos: objetos, fotos • Pictogramas ideográficos • Señas / gestos	Interpersonal-conativa: • Instrumental. • Reguladora. • Interaccional. • Personal.	• INESPECIFICA • FUNCIONAL
VERBAL • Oral • Escrita • Lectura	Ideico-representativas: • Heurística. • Imaginativa. • Representativa.	• ESPECIFICA • GENERALIZABLE

III. VII SPC Símbolos Pictográficos para la Comunicación

Es uno de los sistemas pictográficos de comunicación que más posibilidades ofrece. El éxito de este sistema esta relacionado con la sencillez y transparencia de los pictogramas que usa.

Es un sistema de comunicación no oral, basado en símbolos pictográficos en su gran mayoría.

Los destinatarios son niños pequeños, personas con discapacidad cognitiva, personas sin lectoescritura, poblaciones sin conocimiento del idioma en situaciones puntuales o de emergencia.

Las características del sistema se basan en cinco principios:

- Conceptos comunes para la comunicación cotidiana,
- La sencillez de los diseños,
- Universalidad dentro de lo posible,
- Discriminación entre símbolos,
- Ofrecerles en un soporte reducible, sin dificultad, abaratando costos, y facilitando la tarea de preparación de material y paneles,

La característica principal de este sistema es que esta compuesto fundamentalmente por símbolos que son dibujos pictográficos, que guardan gran parecido con el objeto o situación real que representen. Se completan con algunos de los ideogramas y con el abecedario, los números y algunas palabras, a las que no se les ha encontrado ningún signo.

En un principio los dibujos fueron dibujados en negro sobre fondo blanco, para permitir tanto su fácil reproducción, como para poder proporcionarle un fondo o reborde según el código de colores, comúnmente aconsejado para la mayoría de los sistemas.

Los símbolos se presentan en tres tamaños: 8 cm x 8 cm, 5 cm x 5 cm, y 2,5 cm x 2,5 cm. Estos tamaños están acomodados a las plantillas con celdas que ofrece el material del sistema para la confección de paneles de comunicación, aunque siempre se recomienda adaptar el tamaño a la necesidad del usuario.

Teniendo en cuenta que la característica principal de este sistema es la gran representatividad de los dibujos, es decir su gran parecido con los objetos que representa (pictogramas), nos vamos a encontrar con que la mayoría forman parte de este grupo, lo que no quita que con el desarrollo del sistema se haya completado, el repertorio con símbolos de otra índole.

Código de colores para designar campo semántico

Rosana Meyer recomienda colorear el fondo de cada símbolo, o fotocopiar el signo en papel de color, en función de la categoría gramatical de cada pictografía.

Para unificar las consignas y facilitar el uso de símbolos de diferentes sistemas en el mismo panel de un usuario, sigue el mismo código de color promovido por el sistema Bliss.

Sintaxis del Sistema

A diferencia del sistema Bliss, el SPC no tiene una sintaxis propia, sino que se adecua ala de cada idioma. Al carecer de números nexos, adverbios y partículas, hace que la construcción de frases suela ser simple, ya que normalmente es la forma sintáctica que se enseña, como una estrategia comunicativa de economía de esfuerzos y ganar rapidez. Cuando es necesario enriquecer los mensajes se añaden tarjetas con palabras o símbolos de otros sistemas.

Con respecto a la conjugación de los verbos se ha incorporado en algunos de los casos el modo potencial, añadiendo un símbolo a la inicial de la palabra que nos indica esa acción.

Resumen

SPC		
SIGNOS	*FUNCIONES*	*CIRCUITO*
NO VERBAL • Reacción motora • Representativos: objetos, fotos • Pictogramas • ideográficos • Señas / gestos	Interpersonal-conativa: • Instrumental. • Reguladora. • Interaccional. • Personal.	• INESPECIFICA • FUNCIONAL
VERBAL • Oral • Escrita • Lectura	Ideico-representativa: • Heurística. • Imaginativa. • Representativa.	• ESPECIFICA • GENERALIZABLE

III. VIII SCA utilizado como Recurso Terapeutico

Los SCA (Sistemas de Comunicación Aumentativa), en los trastornos de la comunicación y el lenguaje, pueden emplearse como un Recurso Terapéutico y Educativo, con el fin de habilitar la comunicación y acompañar el desarrollo del lenguaje. Se utilizan los recursos de cada sistema para diferentes objetivos en la terapia fonoaudiológica.

Para ello es importante que quien utilice este recurso sepa discernir el empleo del mismo de acuerdo a cada objetivo planteado.

Los SCA utilizados como recursos, posibilitan al usuario comunicarse en cualquier contexto. Habilitan el circuito comunicativo, iniciando una comunicación lineal, llegando a una comunicación más compleja.

Basándonos en los principios de intervención que se plantean en el capítulo 2, podemos decir que el uso de imágenes, señas, gestos o una combinación de estos tres, no retardan la aparición del lenguaje expresivo, tampoco la sustituyen de por vida. Por el contrario, permite al individuo usuario de estos recursos entablar una situación comunicativa con su interlocutor, con signos no verbales, hasta tanto su lenguaje expresivo aparezca. Además favorece el desarrollo del lenguaje expresivo de una manera más organizada y permite el continuo desarrollo del nivel de pensamiento.

Es un **Recurso** de fácil acceso, funcional, que se naturaliza y traslada rápidamente a otros ámbitos, ya que a través de estos, el usuario encuentra un medio para poder expresarse y establecer una comunicación con otro.

Los signos que se utilizan pueden ser lo más variados:
- Objetos
- Fotos
- Dibujos
- Pictogramas
- Gestos propios del individuo y su contexto propio.
- Gestos cotidianos
- Señas de la Lengua de Señas Española, usadas con la gramática de la Lengua oral.

El terapeuta proporciona al individuo una variedad de signos y el usuario naturaliza lo gráfico, o lo gestual o una combinación de ambos.

Los SCA utilizados como Recurso Terapéutico permiten al usuario facilitar la resolución de una serie de situaciones que representan un gran desafío cuando no se cuenta con el lenguaje verbal oral. Entre ellas podemos nombrar:

- PEDIR lo que desea.
- ELEGIR entre varias opciones.

- REGULAR SU CONDUCTA. Con una imagen o con una seña se puede mostrar cual es la conducta que se espera en cada situación.
- ORGANIZAR el juego, logrando niveles de simbolización.
- ANTICIPAR lo que va a suceder en su vida cotidiana a través del armado de agendas visuales, como así también poder organizar RUTINAS personales o aquellas donde necesite sumar espacios, lugares, actividades. También a los cambios repentinos en la rutina que tanto los desorganiza.
- EVOCAR lo sucedido y narrarlo con una secuencia lógica y en un contexto adecuado.
- COMPRENDER el lenguaje de su interlocutor.
- Adquirir HABITOS, como control de esfínteres, aseo personal, control de esfínteres, hábitos de trabajo, etc.
- ACCEDER a diferentes aprendizajes escolares.
- ADQUIRIR nociones de lectoescritura, dar cuenta de lo que sabe en relación a determinados temas planteados en las diferentes asignaturas, comprender consignas, etc. Argüello, J. Ciacci, M. Zecchin, A. (2016)
- OBTENER información necesaria para la realización de tareas, ya sean hogareñas, sociales o escolares.
- GENERAR interés y motivación para contar algo, para expresarse, sin que necesariamente sea el código oral el empleado.

En función de otras variables como la edad del usuario y el tiempo de tratamiento, la evolución se hace extensible a otros aspectos del lenguaje como el léxico-sintáctico y fonológico En este último aspecto se utilizan los Gestos de Apoyo a la Pronunciación. (Monfort y Juarez 2007).

Consideramos que el uso de la Comunicación Aumentativa en los trastornos de la comunicación y del lenguaje es un Recurso altamente eficaz, llegando a ser utilizado en todos los contextos donde se desenvuelve el usuario y que además de favorecer y efectivizar la comunicación, logra mejorar la calidad de vida del individuo y su familia.

CAPÍTULO IV

CALIDAD DE VIDA Y LOS TRASTORNOS EN LA COMUNICACIÓN Y EL LENGUAJE

En la actualidad, el concepto de Calidad de Vida (CDV) atraviesa toda propuesta que se plantee en relación a las personas con alguna discapacidad.

Las personas con trastornos en la comunicación y el lenguaje no viven aisladas. Están inmersas en un contexto donde interactúa, expresando deseos, emociones, necesidades. Por esto es que hablamos de efectivizar la comunicación para lograr una mejor Calidad de Vida.

Este concepto de efectivizar la comunicación siempre debe llevarnos a plantear objetivos centrados en la persona pero que no queden "encerrados" dentro del momento terapéutico, o de la terapia "uno a uno". Los objetivos terapéuticos planteados y las estrategias deben estar siempre en sintonía con la persona y el contexto más cercano en el que está inmerso y en el que se desarrolla.

"Calidad De Vida", según la OMS en el año 2005, "es la percepción que un individuo tiene de su lugar en la existencia, en el contexto de cultura y del sistema de valores en los que vive y en relación con sus expectativas, sus normas y sus inquietudes.

Es un concepto amplio que se ve influido de un modo complejo por:
- la salud física del sujeto,
- su estado psicológico,
- su nivel de independencia,
- sus relaciones sociales,
- su relación con los elementos esenciales de su entorno".

Shalock y Verdugo 2009, plantean que el concepto de CDV es de gran importancia en la actualidad ya que se utiliza como una noción sensibilizadora que nos da un sentido de referencia y guía desde la perspectiva individual centrándonos en la persona y el ambiente individual; un marco conceptual para evaluar los resultados de calidad; un constructo social que guía la realización de estrategias de mejoras; y un criterio para evaluar la eficacia de las estrategias. Consideran además que el concepto de CDV es fundamental y que muchas veces se hace comprensible desde el abordaje de sus dimensiones e indicadores. Para esto proponen 8 dimensiones dentro del concepto de CDV:
- Bienestar emocional
- Relaciones interpersonales
- Bienestar material
- Desarrollo Personal
- Bienestar físico
- Autodeterminación
- Derechos

Cada una de estas dimensiones tiene indicadores que pueden ser medidos dentro del contexto cultural y sociopolítico, en un contexto de funcionalidad de la persona y en un contexto inmediato a afecta directamente en la vida de la persona. Shalock y Verdugo 2003.

Desde nuestro abordaje y desde la propuesta de este libro, nos centraremos en los indicadores de las dimensiones que se pueden observar en el contexto inmediato de la persona, que tiene que ver con la familia, el grupo de pares, el trabajo o la escuela.

DIMENSIONES	INDICADORES
BIENESTAR EMOCIONAL	Autoconcepto Felicidad Espiritualidad Alegría Satisfacción Sentimiento de bienestar Estado de salud mental
RELACIONES INTERPERSONALES	Vida familiar Afectos Amistad Intimidad
BIENESTAR MATERIAL	Pertenencias Ingresos salario Nivel de vida
DESARROLLO PERSONAL	Nivel educativo Habilidades conductuales adaptativas Habilidades de actividades de la vida diaria Competencia personal
BIENESTAR FÍSICO	Estado de salud Estado nutricional Movilidad
AUTODETERMINACIÓN	Autonomía Control personal Preferencias Elecciones
INCLUSIÓN SOCIAL	Participación de actividades en la comunidad Círculo de amigos Oportunidades de acceso y participación Apoyos naturales Roles sociales
DERECHOS	Voto Privacidad Autodeterminación Propiedades Valores personales Sentido de la Dignidad Libertad Personal

Shalock y Verdugo 2003

Si pensamos detenidamente en una persona con trastornos en la comunicación y el lenguaje, donde por diversos síntomas (que pueden variar desde la ausencia del lenguaje oral, dificultades en la comprensión del lenguaje ó un lenguaje expresivo ininteligible) no logra efectivizar su comunicación, ve afectadas casi todas las dimensiones planteadas en el concepto de CDV.

Si analizamos una por una, centrándonos en una persona con trastornos en la comunicación y el lenguaje, sea niño o adulto, podemos decir lo siguiente:

BIENESTAR EMOCIONAL	Suelen tener Autoconcepto de no cumplir con sus propias expectativas ni con las de los demás. No logran Satisfacción plena. Por lo tanto el Sentimiento de bienestar no se logra de manera plena.
RELACIONES INTERPERSONALES	La Vida familiar se ve afectada desde lo cotidiano. Si bien los Afectos suelen estar presentes, las relaciones de Amistad suelen tornarse complicadas.
BIENESTAR MATERIAL	No la abordaremos en este momento ya que depende de la edad de la persona y de muchos factores sociales que no se tienen en cuenta en este momento de este análisis.
DESARROLLO PERSONAL	Nivel educativo se ve afectado. También es costosa la posibilidad de acceder al nivel educativo acorde a sus competencias. Habilidades conductuales adaptativas y las Habilidades de actividades de la vida diaria también se ven modificadas. Por lo tanto la Competencia personal no es la típica.
BIENESTAR FÍSICO	Estado de salud Estado nutricional Movilidad Dependerán de la posible causa del trastorno.

AUTODETERMINACIÓN	La Autonomía dependerá de características individuales del cuadro. El Control personal se verá afectado ya que el lenguaje actúa como regulador de conducta. Lo mismo sucede con las Preferencias y Elecciones de la persona. Al no poder expresar debe buscar la manera de hacerse entender u muchas veces no lo logra por lo que no obtiene lo que desea o prefiere.
INCLUSIÓN SOCIAL	Este es un objetivo a trabajar de manera permanente e ir ampliando a diversos contextos cada vez más amplios.
DERECHOS	Esta dimensión no será abordada en este libro ya que depende muchos otros factores que no son un objetivo en esta primera instancia.

Por todo esto es que planteamos desde las primeras páginas de este libro que nuestro primer objetivo terapéutico con personas con trastornos en la comunicación y el lenguaje es "efectivizar la comunicación", utilizando como Recurso Terapéutico Estrategias de Comunicación Aumentativa. Esto "no" significa que abandonaremos el Lenguaje Oral, sino que le daremos a la persona y a su entorno la posibilidad de comunicarse de manera efectiva mejorando su Calidad de Vida, hasta tanto aparezca el lenguaje oral o logre ser inteligible y acorde a los contextos.

No debemos olvidar, como que "el Lenguaje se desarrolla por y para la comunicación". (Monfort y Juarez 2008). Por lo tanto, si la comunicación está afectada debemos priorizarla con estrategias no verbales para luego centrarnos en el lenguaje. Esto redundará en los diferentes indicadores de cada una de las dimensiones, logrando una mejor **Calidad de Vida de la persona.**

BIBLIOGRAFÍA

AGUADO, G. (1999). *"Trastornos específicos del lenguaje"*. Málaga, España. Ediciones Aljibe.

ARGÜELLO, J. CIACCI, M. ZECCHIN, A. (2016). Trabajo Final de Licenciatura: "El uso de pictogramas en niños con Trastorno Específico del Lenguaje (TEL) integrados en escuelas comunes." Directora: Lic. Laura Mercado. Escuela de Fonoaudiología, Facultad de Ciencias Médicas, Universidad Nacional de Córdoba.

ARTIGAS-PALLARÉS, J. NARBONA, J. (2011). *"Trastornos del Neurodesarrollo"*. Viguera, Barcelona, España.

AZCOAGA y cols. (1992). *"Las Funciones Cerebrales Superiores Y Sus Alteraciones En El Niño Y El Adulto"*. Editorial Paidos. Bs As. Argentina.

BASSO, A. (2010). *"La Afasia: conocer para rehabilitar"*. Librería Akadia Editorial. Buenos Aires.

DELETREA. MARTOS, Juan y col. (2009). *"Los niños pequeños con Autismo"*. Madrid, España. Editorial CEPE.

ESLAVA-COBOS, J. QUINTAMAR, L. SLOVIEVA, Y. MEJÍA, L. AZCOAGA, J. ROSAS, R. PEÑA, E. LÁZARO GARCÍA, E. BONILLA, M. REIGOSA, V. YÁNEZ, G. URIBE, C. (2008). *"Los trastornos del aprendizaje: perspectivas neuropsicológicas"*. Magisterio. Bogotá, Colombia.

ESPAÑOL, S. (2004). *"Cómo hacer cosas sin Palabras"*. Machado Libros S. A. Madrid, España.

FERRÉ VECIANA, J., ARIBAU MONTÓN, E. (2002).*"El desarrollo neurofuncional del niño y sus trastornos"*. Editorial Lebón. Barcelona. España.

GRÀCIA, M. (2003). *"Comunicación y lenguaje en primeras edades"*. Lleida, España. Editorial Milenio.

JUAREZ SANCHEZ, A., MONFORT, M. (2001). *"Estimulación del lenguaje oral"*. Madrid, España. Entha Ediciones.

LORI A. FROST, M.S.,CCC/SLP, ANDREW S.BONDY PH.D. (1994).*"The Picture Exchange Comunication System Training Manual"*. Traducción al español elaborada por Julio Chojeda Torres. PECS *"Sistema de Comunicación por Intercambio de Imágenes"* Manual de Entrenamiento. (1996) Piramidal Educational Consultants, INC. Lima, Perú.

MEJÍA, L.y otros. (2008)."*Los trastornos del aprendizaje: perspectivas neuropsicológicas*". Neurociencias magisterio. Colombia.

MENDÍA GALLARDO, R.(1999). "*Normativa del País Vasco sobre Necesidades Educativas Especiales*". Gobierno Vasco. Vitoria Gasteiz. España.

MERCADO, L, VERA, V. (2000). Trabajo final de Licenciatura: "*La comunicación en ancianos*". Córdoba, Argentina. Escuela de Fonoaudiología, Facultad de Ciencias Médicas, Universidad Nacional de Córdoba.

MONFORT, M., JUAREZ SANCHEZ, A. (2004). "*Leer para hablar*". Madrid, España. Entha Ediciones.

MONFORT, M., JUAREZ SANCHEZ, A. (2007). "*Los niños Disfásicos*". Madrid, España. Editorial CEPE.

MONFORT, M., JUAREZ SANCHEZ, A. (2010). "*El niño que habla*". Madrid, España. CEPE.

OWRAN, L. (1985). "*Los símbolos Bliss. Una introducción*". Servicio de Publicaciones del Ministerios de Educación y Ciencia. Madrid. España.

PETIT, FRANCOISE. (1984) "*Psicología de las organizaciones. Introducción a sus fundamentos teóricos y metodológicos*". Editorial Herder. Barcelona.

PUYUELO SANCLEMENTE, M., RONDAL, J.A., WIIG, E. (2002). "*Evaluación del lenguaje*". Barcelona, España. Editorial Masson.

RICCI BITTI, P., ZANI, B. *(*1990*).* Traducción: Manuel Arbolí. "*La comunicación como proceso social*". 1º edición. Editorial. Grijalbo. Consejo Nacional para la cultura y las artes.

SCHAEFFER Benson, RAPHAEL Arlene, KOLLINZAS George. "*Habla Signada para Alumnos no Verbales*" (1994). Traducción al español CASTAÑON VAQUERA Adela. (2005). Alianza Editorial. Madrid, España.

SCHALOCK, R., VERDUGO, M. (2003). *Calidad de Vida. Manual para profesionales de la educación, salud y servicios sociales*". Madrid, España. Editorial Alianza.

SOPRANO, A.M. (1997). "*La hora de juego lingüística*". Editorial de Belgrano. Buenos Aires. Argentina.

TORRES MONREAL, S. (Coord). (2001). "*Sistemas alternativos de comunicación*". Málaga, España. Ediciones Aljibe.

VERDUGO ALONSO, Miguel Angel. (2009). *Cómo mejorar la Calidad de Vida de las personas con discapacidad*". Salamanca, España. Amarú Ediciones.

VIDAL LUCENA Margarita.(2008) "*Estimulación Temprana de 0 a 6 años*". Desarrollo de capacidades, valoración y programas de intervención. CEPE Ediciones. Madrid, España.

VON TETZCHNER, S.,MARTINSEN, H.(2001)."*Introducción a la enseñanza de signos y al uso de ayudas técnicas para la comunicación*". Madrid, España. A. Machado Libros.

WARRICK, A. (1985). "*Los símbolos Bliss en preescolar*". Servicio de Publicaciones del Ministerios de Educación y Ciencia. Madrid. España.

Reimpreso por Editorial Brujas • marzo de 2019 • Córdoba–Argentina

www.ingramcontent.com/pod-product-compliance
Lightning Source LLC
Chambersburg PA
CBHW070434220526
45466CB00004B/1675